Abnehmen mit Erythrit

Süßes essen mit gutem Gewissen und dabei schnell Gewicht verlieren. So starten Sie mit der natürlichen Alternative zu Zucker gesund in ein schlankes Leben.

Tanja Ludwig

Achtung, Gratis-Bonusheft!

Inhaltsverzeichnis

Einleitung

Das vorliegende Buch führt Sie in die tiefsten Geheimnisse der Zuckerersatzstoffe und Süßstoffe ein. Sie werden lernen, wie Sie diese im Rahmen einer Diät praktisch möglichst vielseitig einsetzen und damit den Zucker ersetzen können. Dabei liegt der Schwerpunkt dieses Buches auf dem Zuckerersatz Erythrit. Es handelt sich dabei um einen natürlichen Stoff, der 1852 zum ersten Mal extrahiert wurde. Damals diente die Alge Apatococcus lobatus als Quelle. Heute weiß man um die vielen weiteren Lebensmittel Bescheid, die den hoch effektiven Zuckerersatz Erythrit enthalten: von verschiedenen Obstsorten über Wein und Käse bis hin zu einzelnen Gemüsesorten. Außerdem wurde im Laufe der Jahre die Extraktion um zahlreiche neue Verfahren bereichert, sodass es Erythrit gegenwärtig in verschiedenen Qualitäts- und Preisklassen gibt. Dies ist auch notwendig, da die Nachfrage mit immer individuelleren Ansprüchen steigt. Doch wieso steigt die Nachfrage und wieso sind Zuckerersatzstoffe wie Erythrit so beliebt?

Genau das und noch viel mehr erfahren Sie in diesem Buch. Dabei fangen wir bei den Grundlagen im ersten Kapitel an, die bei Ihrer Motivation zum Lesen dieses Buches ansetzen und diese Motivation sogar weiter ausbauen. Denn Sie möchten abnehmen und irgendwie haben Sie erkannt, dass der Konsum von Zucker ein wesentlicher Punkt ist, der eine erfolgreiche Diät verhindert. Damit sind Sie bereits auf dem richtigen Weg und bekommen im ersten Kapitel alle Details zum Thema Zucker vor Augen geführt. So werden Sie in der Lage sein, selbst zu beurteilen, wie schädlich und kontraproduktiv ein hoher Zuckerkonsum unter den verschiedensten Gesichtspunkten ist. Im zweiten Kapitel widmen wir uns dem nächsten Schritt, der sich bereits mit der Abkehr vom Zucker auseinandersetzt: Ist es möglich, ohne Zucker zu leben? Und, wenn ja: Was bedeutet ein Leben ohne Zucker überhaupt? Dabei liefert das Gratis-Bonusheft zu diesem Buch einen umfassenden Überblick über die vielen versteckten Zuckerfallen, die uns täglich begegnen und wie man diese am besten meiden kann. Alle Hinweise zum Download des Bonusmaterials finden Sie am Ende dieses Buches.

Im weiteren Verlauf des Buches läuten wir gemeinsam den Wandel ein und befassen uns mit den Zuckeraustauschstoffen und Süßstoffen im Allgemeinen sowie den speziellen Arten, die es gibt. Hier erwarten Sie zahlreiche Informationen über die besagten Stoffe, die Sie kaum oder gar nicht erwarten würden. Auf diese Weise werden

Sie merken und zusätzlich erklärt bekommen, wieso ausgerechnet die Diäten mit den Zuckerersatzstoffen so vielversprechend sind.

Danach kommt der große Abschnitt dieses Buches über den faszinierenden Zuckerersatz Erythrit. Neben einem allgemeinen Steckbrief gehen wir dabei bis tief ins Detail. Lernen Sie Einsatzbereiche sowie die Praxis in der Küche genauestens kennen! Verschaffen Sie sich einen Eindruck davon, wieso ausgerechnet Erythrit bei einer Diät hilfreich ist. Starten Sie anschließend mit Ihrem 14-Tage-Plan durch und lassen Sie sich von zehn Rezepten inspirieren. Ein Schlusswort rundet dieses Buch als Gesamtpaket ab.

Da zurzeit die kohlenhydratreduzierten Diäten stark im Aufwärtstrend sind, ist Erythrit kompatibel mit den verschiedensten Ernährungsformen: ob Low Carb oder Keto-Ernährung oder andere ausgefallene Konzepte. Damit Sie Erythrit optimal mit Ihrer jeweiligen Ernährungsform kombinieren können, wird ein erheblicher Bestandteil dieses Buches sein, Ihnen die Ernährungsformen in einem separaten Kapitel kurz vorzustellen und die Vorteile des Erythrit-Konsums speziell im Rahmen dieser Ernährungsform zu erläutern.

Es steht Ihnen ein wissens- und erkenntnisreiches Programm bevor, welches im Rahmen dieses Buches für Sie interessant aufbereitet wird. Bleiben Sie am Ball und beachten Sie bei all den Informationen über Erythrit und Co. vor allem eines: Sie haben hier den Schlüssel zu einer erfolgreichen Diät in der Hand!

All die Ernährungsumstellungen, die bisher scheiterten, können allein durch den einen Zuckerersatz Erythrit in Vergessenheit geraten, da dieser Ihnen hilft, ohne großen Aufwand abzunehmen. Manchmal liegt die Lösung eben in den kleinen Dingen

▶ Möchten Sie backen, kochen und Süßes genießen, ohne ein schlechtes Gewissen haben zu müssen?

▶ Träumen Sie davon, unbeschwerter und kontaktfreudiger Ihren Alltag zu begehen?

▶ Wünschen Sie sich eine schlankere Figur, die Sie durch ein lachendes und frisches Äußeres sowie mit stylischer Mode selbstbewusst nach außen präsentieren können?

Wenn Sie sich bei nur einem dieser Aspekte ansatzweise angesprochen fühlen, dann lernen Sie mit einer extra Prise Wissenschaft und Unterhaltung in diesem Buch den Nutzen von Erythrit detailreich kennen!

Alles über Zucker: Eigenschaften, Folgen, Notwendigkeit & vieles mehr!

Dieses erste Kapitel hat keineswegs das Ziel, ein Feindbild zu schaffen, aber es könnte wohl durchaus so klingen. Grund dafür ist, dass Sie beim Lesen immer wieder über die negativen Aspekte des Zuckerkonsums stolpern werden. Doch seien Sie sich sicher: Trotz der vielen Negativpunkte ist dieses Kapitel absolut objektiv, was Sie an der guten und fundierten Studienlage als Quellen merken werden. Arbeiten wir uns nun Schritt für Schritt durch die Thematik hindurch.

Was ist Zucker und wie wirkt er im Körper?

Auf den Packungen bei den Nährwertangaben sehen Sie Zucker immer unter den Kohlenhydraten aufgeführt. Doch irgendwas muss am Zucker besonders sein, wird er doch in der Regel als einziges Kohlenhydrat separat in der Nährwerttabelle aufgeführt. Bereits diese Sonderauflistung des Zuckers weist darauf hin, dass er sich von den weiteren Kohlenhydraten unterscheidet.

Das extra schnelle Kohlenhydrat

Was den Zucker auszeichnet, ist dessen schnelle Wirkung im Körper. Ehe wir diese Wirkung näher beleuchten, schauen wir uns zunächst den Aufbau einiger verschiedener Kohlenhydrate an:

Zuckerart	Arten	Anzahl der Grundbausteine	Vorkommen
Einfachzucker (Monosaccharide)	• Glukose (Traubenzucker) • Fruktose (Fruchtzucker) • Galaktose (Schleimzucker)	1	• Obst • Honig • Gemüse • Milch • Milchprodukte • Blut

Zweifachzucker (Disaccharide)	• Saccharose (Rohr- und Rübenzucker) • Maltose (Malzzucker) • Laktose (Milchzucker)	2	• Obst • Gemüse • Haushaltszucker • Bier • Malzprodukte • Zuckerrüben
Vielfachzucker (Polysaccharide)	• Stärke • Glykogen	100 bis über 5.000	• Leber • Muskulatur • Kartoffeln • Getreide • Hülsenfrüchte

Der Inbegriff von Zucker sind die Ein- und Zweifachzucker. Beide Kohlenhydratarten verfügen lediglich über einen bzw. zwei Grundbausteine. Ohne nun allzu tief in die Biologie eintauchen zu wollen: Kohlenhydrate müssen wie alle anderen Nährstoffe aufgespalten werden, um über die Nahrung aufgenommen werden zu können. Es ist nur allzu naheliegend, dass ein bzw. zwei Grundbausteine leichter aufzuspalten sind als 100 bis über 5.000. Die Folge davon ist, dass alles, was simple Zuckerstrukturen enthält, schnell vom Körper verwertet wird. Um genau zu sein, wird es bereits auf den ersten Zentimetern im Mund durch das Speichelenzym Amylase aufgespalten und dadurch direkt über die Dünndarmwand ins Blut aufgenommen. Man spricht umgangssprachlich deswegen auch davon, dass Zucker „ins Blut schießt".

Eine Ausnahme unter den Einfachzuckern gibt es jedoch: den Fruchtzucker. Dieser wird tatsächlich trotz seiner simplen Struktur im Dünndarm nur bedingt verstoffwechselt. Stattdessen erfolgt eine Weiterleitung an den Dickdarm. Die dort ansässigen Bakterien verarbeiten die Fruktose, was zur Entstehung von Gasen und Säuren führt, die wiederum Blähungen und Durchfall fördern. Was nicht von den Bakterien verarbeitet wird, wird in die Leber weitergeleitet. Diese Weiterleitung an die Leber hat weitreichende Konsequenzen. Denn die Aufnahme von Fruktose in die Leber wird nicht reguliert, was hingegen bei anderen Zuckern der Fall ist. Stattdessen kommt es zu einem Überschuss in der Leber, woraufhin die Fruktose in Fett umgewandelt wird. Es werden infolge dessen Fettsäuren neu synthetisiert, woraufhin der Fettsäurespiegel in der Leber ansteigt. Dieser erhöhte Fettsäurespiegel hemmt den Abbau von Fettsäuren, was die Entstehung eines in der Wissenschaft neuerdings immer häufiger diskutierten Krankheitsbildes zur

Folge hat: der nichtalkoholischen Fettleber. Nun ist Fruchtzucker nicht immer derart schädlich. So hat sich bereits gezeigt, dass er – in moderaten Mengen eingenommen – durchaus nicht auf die Leber schlägt und stattdessen zum Teil verwertet, zum Teil ausgeschieden wird. Somit steht dem einen oder anderen Stück Obst am Tag nichts im Wege. Problematisch ist jedoch, dass Fruchtzucker mittlerweile diversen Lebensmitteln vonseiten der Industrie zugesetzt wird. Grund dafür ist, dass er eine höhere Süßkraft hat als der Haushaltszucker, der übrigens zur Hälfte aus Glukose und zu Hälfte aus Fruktose besteht. Die Mengen an Fruktose, die wir somit bei Fertiggebäck, Süßigkeiten und Getränken zu uns nehmen, enthalten deshalb für die Leber potenziell schädliche Konzentrationen.

Der schnell ansteigende Blutzuckerspiegel

Man könnte meinen, es sei gut, dass der Körper schnell Zucker bekommt, da Zucker den Körper mit Energie versorgt. Es stimmt zwar, dass Zucker Energie liefert. Manchmal ist sogar ein direkter Zuckerschub erforderlich – so zum Beispiel bei einer Unterzuckerung, wie es häufig bei Diabetikern beobachtet wird. Aber dies ist ein medizinischer Ausnahmefall und sogar ein Notfall. Bei einem gesunden Menschen ist eine allmähliche Abgabe von Zucker ins Blut produktiver. Sehen wir uns einmal an, was passiert, wenn der Zucker ins Blut schnellt:

1. Zunächst schüttet der Körper das Hormon Insulin aus, welches er in der Bauchspeicheldrüse produziert.
2. Das Insulin ist für den Transport des Zuckers aus dem Blut in die Zellen notwendig.
3. Bei hohem und häufigem Zuckerkonsum bildet sich wesentlich mehr Insulin als unter anderen Bedingungen.
4. Wird dauerhaft viel Zucker konsumiert, dann kristallisieren sich zwei Risiken heraus:
   a. Insulinresistenz: Der Körper reagiert nicht mehr auf das Insulin und es kann kein Zucker aus dem Blut abgebaut werden.
   b. Zerstörung der Beta-Zellen: Die Beta-Zellen sind für die Produktion von Insulin zuständig und können durch eine Immunreaktion infolge zu hohen Zuckerkonsums zerstört werden.

Wussten Sie schon?

Der Name Insulin stammt vom lateinischen Wort Insula ab, was auf Deutsch „Insel" bedeutet. Die Beta-Zellen, die das Insulin produzieren, liegen nämlich in den Langerhans-Inseln. Dies ist eine Zellansammlung in der Bauchspeicheldrüse.

Sind die komplexen Kohlenhydrate besser für die Gesundheit als der Zucker?

Die Antwort auf diese Frage lässt sich eindeutig bejahen. Denn die Vielfachzucker – in der Fachsprache Polysaccharide genannt – müssen zunächst im menschlichen Körper einen umfangreichen Prozess der Spaltung zu Einfachzuckern durchlaufen. Die Spaltung verläuft unter tatkräftiger Beteiligung folgender Enzyme:

▶ Speichelenzym Amylase im Mund

▶ Weitere Amylasen und die Enzyme Glukosidasen im Magen

▶ Weitere Glukosidasen (Maltase, Saccharase & Laktase) aus der Dünndarmschleimhaut spalten die mittlerweile Zweifachzucker in Einfachzucker

Die aus komplexen Kohlenhydraten gewonnenen Glukose-Moleküle werden langsam ins Blut abgegeben. Alles, was aktuell nicht benötigt wird, wandelt der Körper in Glykogen um und speichert es in den Muskeln sowie in der Leber. Sinkt zwischendurch der Glukosespiegel, dann wird das Glykogen erneut in Glukose umgewandelt und ins Blut abgegeben.

Sie sehen jedoch: Komplexe Kohlenhydrate werden nur langsam ins Blut abgegeben und dies auch nur bis zu einer bestimmten Konzentration. Ansonsten werden sie gespeichert und bei Bedarf ins Blut abgegeben. Zucker wiederum schießt immer ins Blut und lässt den Blutzuckerspiegel ansteigen. Dies führt zu vielen negativen Abläufen im Körper, wie Sie im weiteren Verlauf dieses Kapitels noch lernen werden. Darüber hinaus hat Zucker keinen Nutzen und liefert keine langfristige Energie. Der Großteil der durch Zucker eingenommenen Kalorien ist nutzlos, weswegen man sie als „leere Kalorien" bezeichnet.

Wussten Sie schon?

Die bei weitem komplexesten Kohlenhydrate sind die Ballaststoffe. Sie bestehen aus 8.000 bis 12.000 Glukose-Bausteinen und sind dadurch für den Körper nicht verdaulich. Dieser Tatsache zum Trotz haben sie wichtige Funktionen:

▶ Anregung der Kaufunktionen durch feste Struktur
▶ Vermehrte Abgabe von Verdauungssäften durch hohe Verweildauer im Magen
▶ Erhöhung der Darmbewegung durch Aufquellen im Darm

Alles in allem tragen Ballaststoffe zur besseren Verdauung und Sättigung bei. Da sie zeitgleich unverändert ausgeschieden werden, tragen sie zur Kalorienbilanz des Körpers nicht bei.

Fazit

Somit ist nun bis hierhin auf Basis der Wirkungsweise im und auf den Körper veranschaulicht, was Zucker ist und wieso hoher Zuckerkonsum kontraproduktiv ist. Dies lässt naheliegen, dass der Konsum komplexer Kohlenhydrate für die Gesundheit vorteilhaft ist.

Zucker als Ursache für Krankheiten & Einschränkungen

Nachdem wir uns eingehend mit der Wirkung von Zucker befasst haben, wollen wir uns nun den Folgen von hohem Zuckerkonsum in diesem Kapitelabschnitt widmen. Welche Folgen hat hoher Zuckerkonsum langfristig für den Menschen? Eine genaue Betrachtung führt uns zu einer Vielzahl möglicher Krankheiten und Einschränkungen, deren Wahrscheinlichkeit bei hohem Zuckerkonsum wesentlich vergrößert ist.

Diabetes

Bei Diabetes handelt es sich um eine wahre Volkskrankheit. Bei knapp 6,7 Millionen offiziell Betroffenen und einer unbekannten Dunkelziffer an Personen, die sich ihrer

Erkrankung nicht bewusst sind, ist ein Anteil von fast 10 % der deutschen Bevölkerung an Diabetes erkrankt. Diabetes gibt es in zwei verschiedenen Typen, wobei beide Typen dieselben Gefahren und Einschränkungen mit sich bringen:

▶ Blutzuckermessungen

▶ Spritzen

▶ Abgestorbene Füße

Es kommt durch den „diabetischen Fuß" sogar zu knapp 29.000 Amputationen jährlich in Deutschland. Fühlen wir den beiden Diabetes-Typen näher auf den Zahn.

Diabetes Typ 1: Seltene Form mit Zerstörung der Beta-Zellen

Der Diabetes Typ 1 ist die seltenere Form, die aus einer Zerstörung der Beta-Zellen in der Bauchspeicheldrüse resultiert. Dadurch sind weder Insulin-Ausschüttung noch Insulin-Produktion möglich. Demzufolge kommt es bei zu hoher Zuckereinnahme zu einer potenziell lebensbedrohlichen Situation. Um einer Überzuckerung entgegenzuwirken, wird von außen über eine Spritze Insulin dem Körper zugeführt.

Diabetes Typ 2: Häufigste Form mit Insulinresistenz

Der Diabetes Typ 2 zeichnet sich dadurch aus, dass durch häufigen Zuckerkonsum und folglich ebenso häufiger Zuckerausschüttung die Insulinresistenz des Körpers – also die Empfindlichkeit für eine Insulinausschüttung – sinkt. Dementsprechend wird Insulin durch einen Gewöhnungseffekt des Körpers seltener ausgeschüttet. Es treten im Körper schleichend Prozesse auf, die die Krankheit ans Tageslicht bringen. Waren früher noch hauptsächlich ältere Personen vom Typ 2 betroffen und sprach man in diesem Zusammenhang vom Altersdiabetes, haben sich die Dinge im Laufe der Zeit gewandelt. Denn durch den industriell zugesetzten Zucker in diversen Produkten und folglich hohen Zuckerkonsum durch die verschiedensten Lebensmittel, sind nicht mehr nur die süßen Sünden eines ganzen Lebens notwendig, um am Diabetes Typ 2 zu erkranken. Viel häufiger tritt diese Erkrankung deswegen bereits bei Kindern und Jugendlichen in Erscheinung.

Hinweis!

Neben diesen beiden Diabetes-Typen existieren noch weitere. Allerdings handelt es sich dabei nur um Unterkategorien und Klassifizierungen, die keinerlei medizinische Relevanz haben. Alle Typen gehören somit Diabetes Typ 1 bzw. Diabetes Typ 2 an.

Gefäßerkrankungen

Bereits von Anfang an und bei nur wenig oder zeitweise erhöhten Blutzuckerwerten machen sich Veränderungen in den Gefäßen bemerkbar. Diese bergen ein hohes Risiko, da sie das Wechselspiel zwischen Blut und Gefäßwänden erheblich stören. Durch Verzuckerungen in den Strukturproteinen an den Gefäßwänden und in den Blutzellen steigt das Risiko von Thromben, die Minderdurchblutungen zur Folge haben. Solche Minderdurchblutungen vermindern oder blockieren den Blutfluss komplett, was neben dem bereits erwähnten diabetischen Fuß zu anderen ernsten Erkrankungen beiträgt:

- ▶ Herzinfarkt

- ▶ Schlaganfall

- ▶ Bluthochdruck

Herzinfarkt & Schlaganfall: Wenn die Pumpe & das Gehirn akut gefährdet sind

Das Herz ist die Blutpumpe unseres Körpers. Es sorgt dafür, dass Blut und somit auch Sauerstoff sowie Nährstoffe zirkulieren. Aber auch das Herz selbst muss durchblutet werden. Hierzu überziehen sogenannte Herzkranzarterien das Herz. Kommt es in einer dieser Herzkranzarterien zu einer Verstopfung, so tritt der Notfall ein: Bereits in wenigen Minuten sterben die nicht mit Sauerstoff versorgten Herzmuskelzellen ab. Dies ist nicht automatisch ein Todesurteil, gibt es doch im gesamten Herzen eine Vielzahl an Muskelzellen. So ist es durchaus möglich, dass die verstopfte Herzkranzarterie lediglich einen kleinen Anteil an Herzmuskelzellen absterben lässt. Dies hätte einen sogenannten stummen Herzinfarkt zur Folge; stumm deshalb, weil er nicht bemerkt wird oder sich nur kurzfristig minimal bemerkbar macht. Verstopfungen von Herzkranzarterien können auch an derart ungünstigen Stellen auftreten, dass es zu einem akuten Notfall kommt, bei welchem die betroffene Person schnell im Krankenhaus behandelt werden muss, um zu überleben.

Was den Schlaganfall angeht, so ergibt sich hier dieselbe Problematik. Ein Unterschied ist natürlich das betroffene Organ, welches das Gehirn ist. Das Gehirn als zentrales Steuerorgan unseres Körpers wird für diverse Abläufe benötigt, die von der Motorik über die Sprache bis hin zum Fühlen, Denken und vielen weiteren Aufgaben reichen. Ein angeschlagenes Herz kann man ersetzen, aber ein Gehirn, welches nicht mehr funktioniert, hat den unmittelbaren Tod zur Folge oder ein Leben mit Einschränkungen bis zu schwerwiegenden Behinderungen. Im Klartext sprechen wir davon, dass durch Durchblutungsstörungen im Gehirn Zellen bzw. Hirnareale absterben. Diese haben verschiedene Aufgaben, die ohne Sauerstoff nicht erfüllt werden können. Stirbt beispielsweise im Sprachzentrum ein Areal ab, so ist es möglich, dass die Person in der Folge nicht mehr sprechen kann, dies nur noch undeutlich tut, stottert oder sich eine andere Einschränkung ergibt. Nun ist es zwar möglich, dass im Rahmen einer Reha und mittels umfangreicher Übungen andere Bereiche diese Defizite kompensieren und die Person im Anschluss wieder beschwerdefrei leben kann. Aber der Weg dahin ist lang und ungewiss. Neben dem Absterben einzelner Bereiche des Gehirns ist ein Schlaganfall mit endgültigem und unwiderruflichem Tode des Menschen ebenso möglich. Also erneut ein ernstzunehmender Notfall.

Wir lernen...

Durch die aus hohem Zuckerkonsum resultierenden Gefäßveränderungen sind unmittelbar das Herz und das Gehirn gefährdet, weil bei beiden Organen dadurch Zellen und Bereiche absterben. Dies kann neben dem Tode zu einem stark eingeschränkten Leben führen. Das Ausbleiben von Gefäßerkrankungen durch geringeren Zuckerkonsum steigert die Wahrscheinlichkeit, länger ohne derartige Erkrankungen zu leben.

Bluthochdruck: Unwohlsein mit Tendenz zum Notfall

Bluthochdruck resultiert u. a. aus Ablagerungen in den Gefäßen. Diese erfordern eine Steigerung des Blutdrucks, um trotz Ablagerungen den Körper adäquat mit Sauerstoff und Nährstoffen zu versorgen. Allerdings ist der Bluthochdruck die Ursache für zahlreiche Beschwerden, die häufig auftreten und somit den Alltag klar erschweren:

- ▶ Übelkeit

- ▶ Kopf- und Herzschmerzen

- ▶ Schwindel

Zudem kommt es durch Bluthochdruck zu Ausbuchtungen und schlimmstenfalls gar zum Platzen von Gefäßen. So ist der blutige Schlaganfall beispielsweise eine Sonderform, die rund 20 % der Schlaganfälle ausmacht. Hier breitet sich eine Blutung zwischen Gehirn und Schädeldecke aus. Da die Blutung an dieser Stelle keine Austrittsmöglichkeit hat, drückt sie auf bestimmte Areale des Gehirns. Dieser blutige Schlaganfall ist potenziell gefährlicher als ein Schlaganfall infolge eines verstopften Gefäßes, welcher als Hirninfarkt bezeichnet wird.

Verminderte geistige Leistungsfähigkeit

Diabetes und Gefäßerkrankungen haben wir nun soweit behandelt, doch sind wir damit noch längst nicht am Ende der durch Zucker hervorgerufenen Erkrankungen und Einschränkungen. Einem sehr interessanten Punkt widmen wir uns nun; interessant, weil dieser Aspekt keine Erkrankung behandelt, sondern eine Auswirkung auf unsere geistige Leistungsfähigkeit. Diese wird mehreren Quellen zufolge durch Zuckerkonsum erheblich beeinträchtigt.

Die Theorie: Entzündungen im Hippocampus

Zwei interessante Belege gibt es hierzu:

Die australische Wissenschaftlerin Margaret Morris führte Versuche an Ratten durch. Ratten sind für ihr gutes Orientierungsvermögen bekannt. Morris verabreichte den Tieren eine Woche lang stark zuckerhaltige Nahrung. Das Ergebnis: Den Tieren gelang es kaum, Räume wiederzuerkennen oder Dinge zu finden. Morris führte mehrere dieser Versuche mit verschiedenen zuckerhaltigen Lebensmitteln durch und erhielt immer ähnliche Ergebnisse: Der Zucker hinterließ Veränderungen in der geistigen Leistungsfähigkeit. Doch nicht nur das: Auch die Strukturen im Gehirn änderten sich.

Ein weiterer Beleg, diesmal an Menschen: 141 gesunde Senioren nahmen an einem Test der Berliner Charité teil. Forscher gaben den Senioren 15 Wörter mit auf den Weg, die eine halbe Stunde lang im Gedächtnis verbleiben sollten. Anschließend fanden

Untersuchungen statt. Es zeigte sich bei diesen Untersuchungen zweierlei: Einerseits wiesen die Senioren mit häufig hohem Blutzuckerspiegel schlechtere Ergebnisse auf als jene mit normalem Blutzuckerspiegel. Andererseits stellte man fest, dass die Senioren mit dem häufig erhöhten Blutzuckerspiegel einen kleineren und schlechter strukturierten Hippocampus hatten.

Weitere Hinweise liegen in den Blutzuckerschwankungen

Die Blutzuckerschwankungen sind ein weiterer Punkt, der zu einer verminderten geistigen Leistungsfähigkeit beiträgt. Anfangs noch durch den Zucker aufgedreht, gelingt es dem Menschen nicht, sich aufs Wesentliche zu konzentrieren. Doch auch nachdem der Blutzuckerspiegel sinkt, ergeben sich Probleme. So kommt es zu Heißhunger und infolge dessen zu Konzentrationsproblemen. Da Konzentration ein wesentlicher Bestandteil der geistigen Leistungsfähigkeit ist, sehen Sie darin eine weitere Erklärung, wieso Zucker die Leistungsfähigkeit des Gehirns mindert.

Fazit

Es sind Fakten. Es sind erwiesene Fakten, die veranschaulichen, auf wie vielen Wegen Zucker unserer Gesundheit in unserem Leben schaden kann. Es sind unumstößliche Fakten, die uns umgeben. Trotzdem - trotzdem! - nehmen wir das Risiko des hohen Zuckerkonsums einfach hin. Beim Junkie, der seine Heroinspritze braucht, schreien wir auf. Auch der Alkoholismus wird mit dem Ernst betrachtet, der angemessen ist. Doch beim Zuckerkonsum winken wir ab. Wir nehmen es in Kauf, dass wir durch den Zuckerkonsum mit einer tickenden Zeitbombe in uns leben. Diese tickende Zeitbombe begegnet uns indessen buchstäblich überall.

Warum ist Zucker dennoch so beliebt?

Wir knüpfen mit diesem Abschnitt direkt an dem Fazit von eben an: Wieso nehmen wir es denn in Kauf, dass wir unserer Gesundheit eine tickende Zeitbombe wie den Zucker zumuten? Wieso ist Zucker in der Gesellschaft unterm Strich trotz allem derart beliebt? Das beleuchten wir in diesem Unterkapitel. Machen Sie sich auf etwas gefasst, denn wir beleuchten damit einen Sachverhalt, der sich auf sehr vielen verschiedenen Ebenen ergründen lässt. Doch fangen wir Schritt für Schritt an.

Achtung: Hier erwartet Sie Zucker!

Um dem Phänomen der enormen Beliebtheit des Zuckers auf den Grund zu gehen, schauen wir uns zunächst an, wo er uns überhaupt begegnet.

Mittlerweile werden wir von Zucker förmlich überflutet. Das Schlimmste daran ist, dass wir den Zuckergehalt bestimmter Lebensmittel einfach unterschätzen. Des Weiteren wird der Zuckergehalt sogar bewusst vor uns verborgen. Denn auf den Nährwerttabellen ist so ziemlich immer der Zuckergehalt auf 100 g eines Lebensmittels oder sogar noch weniger angegeben. Das sorgt dafür, dass uns die hohe Menge, die wir aufnehmen, gar nicht bewusst wird.

Außerdem heißt es bei bestimmten Produkten immer, sie seien gesund, weil sie Vitamine oder sonstige wertvolle Nährstoffe enthielten. Dies ist allerdings nur ein Deckmantel für deren wahre Identität als vitaminarme Zuckerbomben.

Ein paar Beispiele:

▶ Der Fruchtjoghurt von Bauer enthält 11,5 Zuckerwürfel (!) pro Becher

▶ Ein Glas Wasser von O2-Active kommt auf stolze 5 Zuckerwürfel pro Glas

▶ Früchtemüsli enthält teilweise fast bis zu einem Drittel Zucker

Wir lernen...

Was bei den drei soeben genannten Beispielen auffällt, ist, dass es sich dabei um durchaus als positiv beworbene Lebensmittel handelt. Insbesondere die Fruchtjoghurts gelten als zum Teil äußerst vitaminreich. Doch der Gehalt an Vitaminen ist gering und die Menge an Zucker macht die Produkte für einen gesunden Lebenswandel untauglich.

Das O2-Active Wasser mag zwar als positiv und isotonisch gelten. Doch die fünf Zuckerwürfel in nur einem Glas geben ein ernüchterndes Bild ab. Früchtemüsli, als Kraft spendend und gesund geltend, weist fast zu einem Drittel Zucker auf. Bei diesen Zuckermengen scheint es mit der Gesundheit dann wohl doch nicht so weit her zu sein.

Zucker ist in vielen Lebensmitteln der Hauptbestandteil und zu unserem Unglück noch dazu sehr gut verborgen. Hinzu kommt, dass manche Produkte wie Joghurts meistens sogar mehrere Male hintereinander gegessen werden: Insbesondere trifft das beispielsweise bei den von Kindern so beliebten Fruchtzwerge zu.

Aus der Notwendigkeit heraus wollen wir uns nun gemeinsam die existierenden Zuckerfallen näher ansehen. Zunächst ist es lediglich eine Aufzählung, die nur einige der Zuckerfallen abbildet. Im kostenlosen Bonusmaterial zu diesem Buch wird auf diese genauer eingegangen. Dort werden Sie zudem zahlreiche Tipps für Alternativen erhalten. Hier erstmal die kleine Übersicht:

Lebensmittelgruppe	Produkte mit (verstecktem) Zucker
Getränke	▶ Smoothies ▶ Aromatisiertes Wasser ▶ Fruchtsaft & Fruchtsaftgetränke
Frühstücksprodukte	▶ Frühstückszerealien für Kinder ▶ Obstkonserven ▶ Früchtemüsli
Milchprodukte	▶ Milchmixgetränke mit Früchten ▶ Fruchtjoghurt und -quark ▶ Trinkfertiger Kakao
Desserts & Süßwaren	▶ Rote Grütze ▶ Müsliriegel ▶ Speiseeis
Saucen & Fertigprodukte	▶ Ketchup ▶ Fertigsaucen in Flaschen ▶ Feinkostsalate

Einige der genannten Lebensmittel mit verstecktem Zucker werden Ihnen wohl bereits bekannt sein. Andere wiederum könnten Ihnen neu sein. Bedenken Sie dabei, dass die in der Tabelle genannten Lebensmittel nicht deswegen genannt werden, weil sie ein bisschen Zucker enthalten. Es handelt sich bei all diesen Lebensmitteln um solche, die in Relation zu den sonstigen Nährstoffen eine signifikante Menge an Zucker beinhalten. Insbesondere die Gruppe der Frühstücksprodukte ist ein einziger Betrug. „Betrug" ist dabei keineswegs radikal gemeint, sondern absolut berechtigt. Denn wohl kaum eine Gruppe wird „für den wertvollen Start in den Tag" derart angepriesen und als positiv vermarktet wie Frühstücksprodukte. Doch es geht noch weiter:

Hinweis!

Diverse Studien zeigen den gesundheitlichen Nutzen eines Frühstücks auf und belegen den gesundheitlichen Mehrwert spezieller Produkte. Doch werfen Sie einmal einen Blick darauf, wer die jeweiligen Studien durchführte bzw. in Auftrag gab. Falls Sie dort des Öfteren Namen von Herstellern für Frühstücksprodukte, wie z. B. Nestlé, vorfinden, dann müssen Sie sich nicht wundern. Denn natürlich geben die Hersteller vermehrt einzelne Studien in Auftrag, die den Verbraucher beruhigen sollen. Objektiv sind diese Studien allerdings nicht. Es lässt sich klar von Verbrauchertäuschung sprechen.

Auf der Suche nach der Antwort auf die Frage, wieso Zucker so beliebt ist, stoßen wir also zuerst auf die vielen zuckerhaltigen Produkte, die uns im Supermarkt umgeben und die zudem als positiv beworben werden.

Schon früh werden die falschen Angewohnheiten etabliert

Leider sind es nicht nur die Hersteller, die zuckerhaltige Lebensmittel vermarkten und reichhaltig anbieten. Wenn wir ehrlich sind, beginnt die irreführende Werbung bereits früher; nämlich in der Kindheit. Wie hieß es früher doch oft?

- ▶ „Wenn du deinem Opa hilfst, dann bekommst du ein Eis." -> Zucker als leckere Belohnung

- ▶ „Zur Strafe gibt es eine Woche nichts Süßes." -> Zucker wird als begehrtes Mittel instrumentalisiert

- ▶ „Zum Spieleabend holen wir uns was zum Knabbern." -> Zucker als Krönung

Es tritt also in vielfacher Hinsicht bereits früh eine falsche psychologische Programmierung ein. Ohne mit dem Finger auf jemanden zeigen zu wollen: Den größten Anteil an den Folgen für die Kinder tragen die Eltern. Wie wir es auch drehen und wenden, führt der Weg zu den Eltern, die ihr Kind eigentlich doch nur lieben und beschützen wollen.

Dabei lassen sich einige Wege ausmachen, auf welchen Kinder im Hinblick auf Zucker schon früh negativ beeinflusst werden.

Falsche Programmierung

Es existiert ein einzigartiges Buch zur Zuckerentwöhnung, welches als Quelle für dieses Buch herangezogen wurde. Das Buch verfolgt dabei einen ganz anderen Ansatz als die meisten Ratgeber und betrachtet das Thema Zuckerentwöhnung von einer völlig neuen Seite. Sie können sich das Buch gern ergänzend durchlesen. In Kombination mit diesem Werk erhalten Sie eine umfassende Beratung für Ihren Weg. Das Buch ist von Allen Carr & John Dicey und heißt *Endlich ohne Zucker!*

Jedenfalls geht es in dem Buch u. a. darum, dass wir Menschen bereits von klein auf einer Gehirnwäsche unterzogen werden, was Zucker angeht. Exakt das Wort „Gehirnwäsche" findet in dem Buch Anwendung und dieser Begriff lässt sich nachvollziehen. Denn seit unserer Kindheit bekommen wir das völlig verkehrte Gefühl vermittelt, Zucker sei etwas Besonderes. Das alles klingt ungefähr so:

- ▶ Bonbons, Eis, Kuchen und Kekse sind eine Belohnung, wenn wir brav waren!

- ▶ Beim Zucker handelt es sich um puren Genuss, weil er süß ist!

- ▶ Zucker hat besondere Vorteile und Nutzen, da er uns glücklich macht!

Von Beginn an bekommen wir diese Inhalte im Regelfall exakt so oder ähnlich vermittelt. Natürlich heißt es, Zucker dürfe nicht zu oft gegessen werden, da er ungesund sei. Aber dennoch wird er im gleichen Zuge meistens mit positiven Eigenschaften versehen. So sind wir von klein auf an den Gedanken gewöhnt – ja wahrhaftig programmiert – Zucker sei besonders, ein Geschmacksträger und gleichzeitig irgendwie unverzichtbar.

Bei der ganzen Sache spielt die Gewohnheit eine große Rolle. Doch was ist nun, wenn wir uns und unsere Kinder an eine andere Sache gewöhnen: Nämlich an andere Nährstoffe und Lebensmittel, was absolut möglich ist!

Hinweis!

Unser Planet ist voll von „Naschkatzen", denen es schwerfällt, sich den hohen Zuckerkonsum abzugewöhnen. Aber sobald sich diese Personen die folgenden Dinge klarmachen, läuft eine Zuckerreduktion tendenziell sehr einfach ab:

1. Unser Drang nach Zucker basiert auf einer völlig falschen Philosophie, Denkweise und Programmierung, die wir seit unserer Kindheit eingetrichtert bekommen.

2. Wahrer Geschmack bedeutet nicht, vom Zucker in den Bann gezogen zu sein und Süßes ohne Ende zu konsumieren.

3. Kocht man sich regelmäßig und abwechslungsreich Gemüse, Fisch und andere gehaltreichen Nahrungsmittel, verfliegt das Bedürfnis nach Zucker und man entdeckt eine beeindruckende Vielfalt im Essen.

4. Es geht hauptsächlich darum, andere – und zwar gesunde – ewohnheiten zu entwickeln.

5. Diverse natürliche Zuckerersatzstoffe ermöglichen einen kalorienarmen, süßen und ohne Auswirkungen auf den Blutzuckerspiegel stattfindenden Genuss.

Adaption der Kinder bereits im Mutterbauch

Ein sehr interessanter Ansatz von Tübinger Wissenschaftlern ist in einer Reportage des SWR zu sehen. Diese Reportage trägt den Namen *Droge Zucker? Der Kampf gegen die süße Gefahr.*

Der Ansatz der Tübinger Wissenschaftler sah wie folgt aus:

1. Die Reaktionszeiten des Kindes im Gehirn richten sich nach dem Stoffwechsel der Mutter.
2. Dabei fällt auf, dass das Kind sich an sämtliche Bedingungen anpasst.
3. Ist somit der Zuckerkonsum der Mutter hoch, dann findet eine Anpassung im Gehirn des Kindes und in dessen gesamtem Körper statt.
4. Somit gewöhnt die Mutter das noch ungeborene Kind an den Nährstoff Zucker.

Diese Theorie der Tübinger Wissenschaftler spiegelt sich auch im Schwangerschaftsdiabetes wider. Hierbei handelt es sich um eine Form von Diabetes, bei der die Mutter einen erhöhten Bedarf an Blutzucker aufweist. Es ist wissenschaftlich erwiesen, dass auch die Wahrscheinlichkeit des Kindes steigt, an Diabetes zu erkranken oder aber später übergewichtig zu werden.

Bei Kindern einen Wandel bewirken!

Insbesondere Kinder sind sehr beeinflussbar. Hier zeigt sich ein Vorteil: Sie sind in der Lage, bei Ihren eigenen Kindern und anderen Kindern aus Ihrem Umfeld sehr viel Positives zu bewirken. Doch dafür müssen Sie erkannt haben, welch schlechte Auswirkungen Zucker auf unsere Gesundheit hat. Anschließend müssen Sie die Zügel in die Hand nehmen und bei den Kindern Aufklärung betreiben.

Selbst, wenn das Kind bereits mit Zucker in Berührung gekommen ist, können Sie in jungen Jahren noch sehr gut Verhaltensänderungen erreichen.

Die vorhin erwähnte Reportage zeigt am Beispiel der *Schillerschule* in Kornwestheim, wie Aufklärung und Umgewöhnung im Kindesalter funktionieren kann: Spielerisch und in mehreren Bereichen wird den Kindern vermittelt, was Zucker ist, wo man ihn findet und wieso man den Konsum in Grenzen halten sollte. Des Weiteren findet hier im Speiseplan der Schule eine beeindruckende Umgewöhnung statt. So gibt es regelmäßig Obst- und Gemüsekörbe in den Klassenräumen. Diese werden nach Aussage einer Lehrerin schnell von den Kindern geleert. Dies zeigt: Ein Wandel ist möglich, man muss die Kinder nur an die richtigen Dinge gewöhnen und das Schlechte außen vorlassen. Weitere Aktionen der Schule wie der Anbau von Gemüse in Gruppen schärfen das Bewusstsein der Kinder für eine gesunde Ernährung.

Wir lernen...

Wir sind von Kind auf einer kompletten Gehirnwäsche unterzogen. Wenn Sie in Ihrer Familie mit einer auf geringen Zuckerkonsum ausgerichteten Erziehung starten, dann setzen Sie beste Maßstäbe für den Rest des Lebens bei Ihren Kindern. So entwickelt sich ein nachhaltiges und gesundheitsförderndes Essverhalten.

Der unberechenbare Suchtfaktor

Wir forschen weiter nach den Gründen für die enorme Beliebtheit von Zucker und stoßen dabei auf einen äußerst interessanten Punkt. Beim Zucker kann nämlich auf zahlreichen Ebenen von einer Sucht gesprochen werden. Im Allgemeinen neigt man dazu, beim Thema Sucht sehr vorsichtig zu sein, da es sich dabei meist um Substanzen wie Alkohol, Drogen, Spielsucht etc. handelt.

Sehen wir uns einfach die bis hierhin beleuchtete Faktenlage an, so stellt sich die Frage: Ist Zucker wirklich harmloser? Unter welchen Aspekten sollen wir das beurteilen? Wenn wir uns gemeinsam die internationalen Kriterien für eine Sucht anschauen, dann zeigt sich, dass Zucker durchaus als ein Mittel mit Suchfaktor eingestuft werden kann:

- ▶ Innerer Zwang zum Konsum inkl. verminderter Kontrollfähigkeit

- ▶ Entzugssymptome am Körper bei Reduktion oder Ausbleiben des Konsums

- ▶ Toleranzbildung: Die Dosis muss bei zunehmendem Konsum erhöht werden, um die gewünschte Wirkung zu erzielen

- ▶ Vernachlässigung anderer Dinge zugunsten des Suchtmittels

- ▶ Gesundheitsrisiken werden selbst bei vorhandener Aufklärung ignoriert

Es lässt sich sicher darüber streiten, inwiefern diese Dinge allesamt auf Zucker zutreffen oder nicht, das fällt wohl bei jedem Menschen anders aus. Allerdings zeigt sich, dass im Allgemeinen auffällig viele Gemeinsamkeiten mit einer Sucht vorhanden sind.

Funktionen im Gehirn

Zudem legt ein Forschungsergebnis die Einstufung des Zuckers als Droge nahe: Die US-amerikanische Dokumentation Fed up zeigte, dass Zucker im Gehirn die gleichen Bereiche aktiviert wie Kokain. Außerdem ist die Aktivierung von Belohnungszentren im Gehirn nachgewiesen. So kommt es beim Zuckerkonsum durch die Ausschüttung von Hormonen dazu, dass Betroffene immer größere Mengen und diese wiederum immer häufiger konsumieren möchten.

Entzugserscheinungen

Diese fallen zugegebenermaßen verschieden aus. Man kann sich aber einmal in seinem Umfeld umhören. Insbesondere übergewichtige Personen und Menschen, die häufig zu Süßem greifen, zeigen meistens Reaktionen auf Zuckerreduktion oder das komplette Vermeiden von Zucker. Diese können vielfältig sein:

▶ Schlechte Laune

▶ Starker Drang nach Süßem bzw. permanente Versuchung

▶ Sucht-Verlagerung: Als Ersatz zum Zucker wird beispielsweise häufiger geraucht

▶ Abgeschlagenheit

▶ Vermindertes Konzentrationsvermögen

Ob Sie dies als Entzugserscheinungen beurteilen mögen, können Sie selbst entscheiden. Auch ob Sie Zucker als Sucht anerkennen, können Sie so beurteilen, wie Sie es für richtig halten. Aber eines ist unbestreitbar: Dieser Nährstoff oder dieses Lebensmittel ist verantwortlich für derart viele gesundheitliche Einschränkungen und Erkrankungen, dass wir alle etwas dagegen unternehmen sollten.

Damit ist nicht gemeint, dass wir den Zucker komplett aus unserem Leben verbannen sollen. Es geht darum, ihn in Maßen zu konsumieren. Dann führen Sie immer noch ein normales Leben, schöpfen aber zugleich aus etlichen Vorteilen. Diese Vorteile einer zuckerreduzierten Ernährung nehmen wir im nächsten Kapitel noch sorgfältig unter die Lupe. Zunächst jedoch widmen wir uns dem letzten Unterkapitel mit Hintergrundinformationen zum Zucker.

Die mächtige Zuckerlobby

Es mag vielleicht seltsam auf Sie wirken, wenn man von der Zuckerlobby spricht. Obwohl Lobbyismus eine politisch und wirtschaftlich häufige Erscheinung ist, spricht man üblicherweise in Zusammenhang mit Themen wie Waffen, Atomenergien und Finanzmärkten von Lobbys. Die Tatsache, dass auch Zucker eine eigene Lobby hat, zeigt, wie vielen wirtschaftlichen und politischen Akteuren der Zucker wichtig ist. Dies ist in

Deutschland und ebenso in vielen weiteren Ländern der Fall. Erfahren Sie Näheres zu dem Verhalten von Politik, Industrie und den kleineren Akteuren.

Kaum Initiative in Deutschland

Hier in Deutschland fehlt jegliche Aktivität seitens der Politik, wenn es um Maßnahmen gegen Zucker geht. Alles, was passiert, ist mehr Schein als Sein.

Die deutsche Bundesministerin für Ernährung und Landwirtschaft, Julia Klöckner, handelte mit den Vertretern der Lebensmittelindustrie eine Vereinbarung zur Zuckerreduktion aus. Doch diese glich nach Ansicht von Organisationen und Politikern eher einer Farce. Näheres zu dieser Vereinbarung erfahren Sie im nächsten Unterkapitel.

Immerhin ließ sich von anderer Seite aus Aktivität feststellen: Nach britischem Vorbild bildete sich eine Kampagne mit dem Namen *Aktion weniger Zucker* in Deutschland. Diese Kampagne wird von mehreren Verbänden getragen und hat folgende Ziele:

- ▶ Verbot von Werbung an Kinder, die zuckerhaltige und hochkalorische Lebensmittel zum Inhalt hat

- ▶ Transparente und einfache Kennzeichnung der Lebensmittelqualität für alle Personen

- ▶ Steuerliche Vorteile für Hersteller, um zur Produktion gesünderer Lebensmittel zu animieren

- ▶ Klare Standards für die Kita- und Schulverpflegung zur Zuckerreduktion

Großbritannien & Co. als Vorbild?

In Großbritannien interessanterweise ist die Sachlage anders: Hier finden wir ein hervorragendes Beispiel vor, wie eine Zuckersteuer zumindest in Teilen funktionieren kann.

Die Zuckersteuer seit dem 6. April 2018 lautet wie folgt:

- ▶ Es wird eine Steuer auf alle Getränke erhoben, die einen Zuckerzusatz von mehr als 5 Gramm Zucker auf 100 ml vorweisen

- ▶ Zwischen 5 und 8 Gramm Zucker auf 100 ml müssen Hersteller eine Abgabe von knapp 21 Cent pro Liter machen

- ▶ Bei über 8 Gramm Zuckergehalt auf 100 ml beträgt die Abgabe der Hersteller 28 Cent pro Liter

Wie ersichtlich wird, betrifft die Zuckersteuer somit nur Softdrinks. Fruchtsäfte, die ebenso einen hohen Zuckergehalt aufweisen, sind außen vor. Wie ist also nun diese Zuckersteuer zu bewerten, bei der Süßigkeiten und andere zuckerhaltige Lebensmittel ungeschoren davonkommen?

Hierzu gibt es verschiedene Meinungen. Während einige die Zuckersteuer in Großbritannien als eine PR-Show bezeichnen, kann man dennoch auf vielen Ebenen einen Nutzen erkennen.

Zum einen zeigten die Hersteller bereits eine Reaktion. Coca-Cola senkte bei seiner Fanta und Sprite den Zuckergehalt jeweils unter die Grenze von 5 Gramm pro 100 ml. Auch andere Hersteller wie Tesco, Nestlé und LIDL zogen teilweise mit. So hat sich direkt eine Senkung des Zuckergehalts in Lebensmitteln ergeben. Zum anderen aber erreicht die Zuckersteuer noch einen anderen wichtigen Punkt: Nämlich fangen die Leute an, auf das Thema Zucker aufmerksam zu werden. Es entsteht eine Debatte, die die Aufklärung begünstigt.

Alles in allem ist die Zuckersteuer in Großbritannien lediglich auf Softdrinks festgesetzt. Somit trägt sie eventuell einen kleinen Teil zur Besserung der Zustände bei, allerdings ist es eben nur ein kleiner Teil. Der Kampf gegen den Zucker geht weiter und in Großbritannien genießt er großes Ansehen und große Unterstützung. Zahlreiche Briten sprechen sich für die Zuckerreduktion aus und auch Starkoch Jamie Oliver ist anerkannter Befürworter der Zuckersteuer. Er gehört einer großen Allianz an, die sich *Action on Sugar* nennt und zudem aus zahlreichen Medizinern und Wissenschaftlern besteht. Gemeinsam steht der Kampf gegen Zucker und auch das Salz an; ein Kampf, der mit harten Bandagen geführt wird. Wo es mit Großbritannien hingehen wird, zeigt sich noch.

Wussten Sie schon?

Auch andere Länder zeigen sich engagiert. So zeigt sich am Beispiel von Dänemark und Norwegen, dass andere Lebensmittel außer Softdrinks ebenfalls erfolgreich mit der Zuckersteuer belegt werden können. Der Erfolg ist stets strittig, aber ein geringer Rückgang des Zuckerkonsums durch entsprechende Steuern ist im Allgemeinen festzustellen.

Fazit

Zumindest bei uns in Deutschland sind Maßnahmen gegen den hohen Zuckerkonsum unwahrscheinlich. Es ist davon auszugehen, dass hier in absehbarer Zukunft keine Initiative ergriffen wird. Daher bleibt nur ein Weg: nämlich selbst aktiv zu werden.

Die Lebensmittelindustrie wird ebenfalls nicht aktiv

Die Bundeslandwirtschaftsministerin Julia Klöckner hatte sich im Jahr 2018 mit Vertretern der Lebensmittelindustrie getroffen. Flammendes Ergebnis:

- ▶ Kampf gegen Übergewicht intensivieren
- ▶ Zuckergehalt in verarbeiteten Lebensmitteln reduzieren
- ▶ Portionsgrößen anpassen
- ▶ u. v. m.

Das Ernüchternde an der Tatsache: Ob die Unternehmen selbst Maßnahmen ergreifen, ist deren eigene Entscheidung.

Unter diesen Umständen ist es kaum verwunderlich, dass der Ansporn für Unternehmen, Maßnahmen zu ergreifen, die gesund für die Konsumenten sind, gen Null geht. Denn das Problem bei all diesen Maßnahmen ist, dass sie in der Regel allesamt den Absatz und somit den Gewinn der Unternehmen reduzieren. Besonders schockierend: Selbst Nahrungsmittel für Babys und Kinder, die teilweise bis zu 25 % (!) Zucker enthalten, sind von keinen konkreten Regelungen betroffen.

So dachten es sich wohl auch die Verbände zum Verbraucherschutz und die Partei *Die Grünen*. Das Treffen von Klöckner und den Vertretern der Lebensmittelindustrien wurde als eine Farce bezeichnet. Erneut sei es nur um Scheinlösungen gegangen und die Lebensmittelindustrie habe sich ihrer Verantwortung entziehen können.

Lebensmittelhersteller werden selbst aktiv

Aber zum Glück zeigt sich, dass wenigstens einige Lebensmittelhersteller auf eigene Faust Bemühungen im Kampf gegen den Zucker unternehmen. So zum Beispiel der Hersteller *Danone*, den Sie eventuell von Joghurts oder Milchdrinks kennen. *Danone* weist bei den Lebensmitteln auf der Produktverpackung auf den Zuckergehalt hin und beurteilt diesen. Dazu dient der sogenannte Nutri-Score.

Der Nutri-Score wurde auf Drängen der französischen Regierung in Frankreich eingeführt. Es geht dabei um eine fünfstufige Farbskala. Diese beurteilt die Nährstoffqualität anhand von Farben und Buchstaben. Die gesündeste Stufe ist dabei das A, welches sehr dunkles grün aufweist. Mit Übergang zum E, welches die schlechteste Nährstoffqualität darstellt, wird es zunehmend rot auf der Farbskala.

Durch diese Kennzeichnung soll dem Konsumenten ganz klar gezeigt werden, wie ein Produkt zu bewerten ist. Denn neben dem Problem, dass Personen nicht wissen, wie ungesund Zucker ist, gibt es noch ein weiteres: Selbst, wenn sie es wissen, können sie die Qualität des Lebensmittels aufgrund der Zutatenlisten und Nährwerttabellen nicht immer vernünftig beurteilen.

Beim Nutri-Score hat sich herausgestellt, dass zwei positive Effekte eintreten:

▶ Verbraucher in Frankreich können den Nutri-Score leicht verstehen

▶ Insbesondere bei weniger aufgeklärten Personen und Haushalten mit geringem Einkommen wirkte sich der Nutri-Score positiv auf das Kaufverhalten aus

Dies sah *Danone* wohl als Anlass, den Nutri-Score freiwillig hier in Deutschland auf den Produkten aufzunehmen. Ein positiver Ansatz eines kleinen Teils der Lebensmittelindustrie ist hier also auf jeden Fall erkennbar. Doch ist zugleich das große Problem gegeben, dass es an einheitlichen Systemen mangelt. Stellen Sie sich vor, sie würden auf jeder Packung mit einem anderen System zur Beurteilung der Qualität konfrontiert: Würden Sie da noch durchblicken?

Aus diesem Grund ist die Notwendigkeit eines einheitlichen Systems in Deutschland groß. Doch dieses ist nicht vorhanden und wird auch in absehbarer Zeit nicht vorhanden sein. Zur Orientierung können Sie immerhin die Ampel nutzen, die die Verbraucherzentrale auf der eigenen Website zur Verfügung stellt. So haben Sie beim Einkaufen wenigstens einen Anhaltspunkt, dank dessen Sie sich gut orientieren können. Sehr transparent und übersichtlich erklärt hilft Ihnen diese Lebensmittelampel bei der Bewertung der Produkte. Sie können diese Darstellung der Verbraucherzentrale als kleine Karte in Ihrem Portemonnaie bei sich tragen oder aber die Darstellung auf Ihrem Handy abspeichern. So haben Sie sie immer beim Einkaufen dabei.

Fazit

Die Initiative, die von der Lebensmittelindustrie ausgeht, hält sich stark in Grenzen. Somit zeigt sich einmal mehr: Sie sind darauf angewiesen, auf eigene Faust den Kampf gegen den Zucker anzugehen. Wenn Sie jetzt die Entscheidung treffen, die Zuckerentwöhnung selbst anzugehen, dann tun Sie sich einen großen Gefallen.

Sie können sich nur auf sich selbst verlassen!

Dass Sie dieses Buch lesen, ist höchstwahrscheinlich dem eigenen Antrieb zur Veränderung zu verdanken. Dieser ist auch bitter notwendig, denn wie Sie sehen konnten, ist die Zuckerlobby zu stark, als dass es zu Anreizen seitens der Politik und Industrie kommen könnte. Von daher sind Sie auf dem besten Weg, wenn Sie aus eigenem Antrieb den Zuckerverzicht und das Abnehmen mit Erythrit fokussieren. Ein sehr großer Vorteil, wenn Sie die Zuckerentwöhnung aus eigenem Antrieb machen, ist zudem, dass Sie auf diesem Wege sich selbst die größte Stärke beweisen und am meisten fürs Leben mitnehmen.

Selbstständigkeit & Selbstbewusstsein

Dadurch, dass Sie den Weg allein gehen, beweisen Sie sich, dass Sie vollkommen fähig sind, im Leben selbstständig zu agieren. Das stärkt Ihr Selbstbewusstsein beträchtlich. So merken Sie, dass Sie ein erfolgreicher und fähiger Mensch sind.

Nachhaltigkeit

Die Eigeninitiative ist sehr nachhaltig. Da Sie die Dinge aus eigener Überzeugung tun, werden Sie höchstwahrscheinlich nicht rückfällig. Denn kaum etwas ist so stark, wie wenn Sie es aus eigener Überzeugung machen!

Überraschungsfaktor & Anerkennung

Wenn Sie allein handeln, können Sie die Leute in Ihrem Umfeld überraschen. Ihr Umfeld hört längere Zeit nichts von Ihnen und plötzlich kommen Sie als komplett neuer Mensch um die Ecke. Das klingt doch nach einer beeindruckenden Sache, oder? Zudem zollen Ihnen die Menschen noch mehr Anerkennung, wenn sie erfahren, dass Sie ein schwieriges Unterfangen wie die Zuckerentwöhnung selbstständig durchgezogen und Ihr Gewicht erfolgreich reduziert haben.

Zusammenfassung: Den Zuckerkonsum reduzieren

Dieses Kapitel über Zucker hat uns einer Reihe an Informationen nähergebracht. Es ist medizinisch erwiesen, dass Zucker den Blutzuckerspiegel schnell ansteigen lässt. Komplett lässt sich der Zuckerkonsum nicht vermeiden, da Zucker zumindest in geringen Anteilen auch Bestandteil von gesunden Lebensmitteln ist. Was uns nicht beunruhigen muss, da ein geringer Konsum nicht schädlich ist. Anders sieht die Sache hingegen bei regelmäßigem und häufigem Zuckerkonsum aus. Hier erhöht sich die Wahrscheinlichkeit, dass verschiedene Krankheiten entstehen können. Aus diesem Grund empfiehlt es sich, den Zuckerkonsum zu mäßigen. Dies ist jedoch keineswegs einfach, auch weil Zucker doch eine starke Lobby besitzt. Diese nimmt uns Menschen aber nicht unseren freien Willen. Die Entscheidung, ob wir Zucker zu uns nehmen, liegt letztendlich bei uns. Wir entscheiden anhand unseres Wissens und unserer Disziplin, ob wir uns gesundheitlichen Gefahren aussetzen oder aber dem Zucker Einhalt gebieten und damit die Aussichten für unsere Gesundheit und unsere Lebenserwartung verbessern. Allerdings kommt es bei unserer eigenen Entscheidungsfindung häufig zu Schwierigkeiten. Denn wir sind einerseits seit unserer Kindheit an den Zucker gewöhnt, andererseits hat der Zucker ein hohes Suchtpotenzial. Zudem blenden uns die positiven Werbebotschaften für zuckerhaltige Lebensmittel und es gibt eine Menge an Produkten, die versteckten Zucker beinhalten. So kommt es dazu, dass der Antrieb von jedem Menschen selbst kommen muss, sich zu informieren, Zuckerfallen aufzuschnappen und den Zuckerkonsum zu reduzieren oder Zucker gar weitestgehend komplett aus der Ernährung auszuschließen.

Eine Ernährung ohne Zucker – was das bedeutet und wie es funktioniert

Da wir gemeinsam im letzten Kapitel den enormen Mehrwert dessen erfahren haben, was es bedeutet, sich zuckerfrei zu ernähren, setzen wir an diesem Punkt an. Einmal angenommen, man würde den Zuckerkonsum in Richtung Nulllevel reduzieren.

Was für Vorteile und Nachteile hätte dies? Wie würde das funktionieren bzw. könnte es überhaupt funktionieren? Worauf wäre zu achten? Und wäre es gesund? In diesem Kapitel erhalten Sie alle theoretischen Informationen, die es rund um eine zuckerreduzierte Ernährung zu wissen gilt.

Wie funktioniert eine zuckerfreie Ernährung?

Die treffendere Frage, nämlich OB es funktioniert, kann klar verneint werden. Eine zuckerfreie Ernährung ist unmöglich, sofern Sie sich nicht ausschließlich von Wasser, Tee, Fleisch, Supplementen und einigen wenigen Gemüsesorten ernähren möchten. Jede Person, die Ihnen erzählt, sie würde keinen Zucker essen, ist entweder schlecht informiert oder möchte Ihnen Unsinn vermitteln.

Dennoch hat sich der Begriff einer zuckerfreien Ernährung in vielen gesellschaftlichen Kreisen etabliert. Wieso und was verbirgt sich dahinter?

Die meisten Personen und Personengruppen meinen mit einer zuckerfreien Ernährung lediglich den Verzicht auf Lebensmittel, die hauptsächlich aus Zucker bestehen und besonders ungesund sind. Dazu zählen beispielsweise Haushaltszucker, zuckerhaltige Getränke, Süßigkeiten und Desserts sowie weitere Lebensmittel, deren Hauptbestandteil Zucker ist. Solch eine Ernährung ist definitiv möglich! Es handelt sich somit, wann immer von einer zuckerfreien Ernährung die Rede ist, von einer Zuckerreduktion. Dies zu verstehen, ist ein elementarer Bestandteil Ihrer Diät. Denn die Tatsache, dass Sie lediglich eine Zuckerreduktion machen, verschafft Ihnen viele Freiräume.

Es ist kein Abschied, sondern eine Reduktion.

Sie dürfen beruhigt sein: Der Weg, den Sie mit der zuckerreduzierten Erythrit-Diät gehen, ist kein gänzlicher Abschied von Zucker und Süßwaren. Also ist die bevorstehende Zuckerentwöhnung weder ein kalter Entzug noch sonst irgendein radikaler Einschnitt. Es ist lediglich eine humane Maßnahme, im Rahmen derer Sie sich auch etwas gönnen dürfen. Letzten Endes geht es um die folgenden Aspekte, die Sie im Zuge des Abnehmens mit Erythrit im Idealfall lernen werden:

▶ Mit dem Zucker in gesundem Maße leben

▶ Sich selbst besiegen und nicht davonlaufen

Sie lernen, mit Zucker in vernünftigem Ausmaß zu leben

Es gibt einige Ratgeber, die einen kompletten Schnitt empfehlen. Dort heißt es, dass Zucker gar nichts im Leben zu suchen hat. Den Zucker komplett aus dem Leben zu verbannen, ist jedoch nicht nur unmöglich, sondern wohl auch wenig sinnvoll. Dabei geht es keineswegs um den „Genuss", den der Zucker uns liefert. Es gibt stattdessen zwei andere Faktoren, die für einen – natürlich gelegentlichen und moderaten – Konsum von Zucker gemäß der Diät sprechen:

▶ Zucker hat eine wichtige Funktion als Bindemittel beim Backen: Ohne Zucker ist es schwerer, die Masse zäh zu bekommen. Natürlich werden Sie im Rahmen der Erythrit-Rezepte gegen Ende des Buches merken, dass auch mit Erythrit als Ersatz für Zucker das Backen sehr viel Spaß macht. Doch falls Sie einmal Gebäck wollen, das durch und durch perfekt aussieht, dann ist der Zucker – sofern Sie es bei einem seltenen Konsum belassen – Ihr Freund.

▶ Zucker hat eine wichtige Stellung bei gesellschaftlichen Unternehmungen: Manchmal gehört beim Treffen mit anderen Personen die eine oder andere Nascherei einfach dazu. Auch muss es nicht sein, wenn wir beim angesagtesten Eis Lokal der Stadt sind und wir den Freunden beim Essen zusehen, dass wir an unserer Gurke knabbern. Das wäre übertrieben und wir würden uns zudem ausgrenzen.

Sie werden über sich selbst siegen, anstatt davonzulaufen

Es gibt verschiedene Wege, mit Süchten oder Versuchungen umzugehen. Ein großer Fehler ist es, wegzulaufen. Damit ist gemeint, dass Sie jede Art von Konfrontation mit dem Zucker meiden: Wenn Sie dem Zucker aber gar nicht erst über den Weg laufen, wie wollen Sie sich dann sicher sein, dass Sie ihn besiegt haben?

Weglaufen ist keine Option: Deswegen lernen Sie zunächst mithilfe der Ratschläge, Erkenntnisse, Pläne und Rezepte dieses Buches, den Zucker zu ersetzen und gesündere Alternativen zu erschließen. Anschließend werden Sie weniger Bedürfnisse nach Zucker haben, weil Sie sich dessen Konsum schlicht und einfach abgewöhnen.

Die Lösung liegt in der Konfrontation: Nur, wenn Sie im Anschluss an diese Diät sich hier und da mit dem Zucker konfrontieren, werden Sie auf der sicheren Seite sein. Einmal alle zwei Wochen beim Ausflug mit Freunden einen Caipirinha und ein paar Nachos mit der zuckerreichen Salsa-Sauce essen – Was soll's? Es gibt nur ein Leben und da muss auch so etwas möglich sein. Solange es Ausnahmen bleiben, wird Ihnen nichts passieren. Solche Ausnahmen sind übrigens auch während der Diät ein Mal pro Monat möglich, solange Sie es nicht übertreiben. Alles in allem geht es darum, dass Erythrit Ihnen hilft, mit möglichst wenig Zucker und Fertigessen an Gewicht zu verlieren. Haben Sie Ihr Ziel dann erreicht, werden Sie mit Erythrit und sehr seltenem Zuckerkonsum ein gesellschaftlich normales Leben ohne Entbehrungen führen.

Wir lernen...

So weit, so gut: Es geht also in keinem Fall darum, dass Sie im Zuge Ihrer Erythrit-Diät dem Zucker „Lebewohl" sagen. Vielmehr ist es das Ziel, sich mit Erythrit den Zucker abzugewöhnen, die Ernährung gesünder zu gestalten und diese Linie dauerhaft beizubehalten. Dabei ist Zucker niemals ein Tabu. Es ist ein Genussmittel, dessen Konsum in Form von Süßigkeiten, Desserts und anderen ungesunden zuckerhaltigen Lebensmitteln in einem geringen Rahmen erlaubt ist.

Auf die „richtigen" Lebensmittel setzen

Nun, da Sie wissen, dass es um eine Zuckerreduktion geht, gestaltet sich auch die Umsetzung der Vorgaben wesentlich einfacher. So dürften Sie erkannt haben, dass Lebensmittel mit Zuckergehalt nicht zu vermeiden sind. Bereits Milch und Milchprodukte – wichtige Quellen für diverse Mineralstoffe und hochwertige Eiweißlieferanten – haben

Zucker als Bestandteil. Im Rahmen einer zuckerreduzierten Ernährung geht es lediglich darum, diejenigen Lebensmittel zu meiden, die einen hohen Zuckergehalt aufweisen. Dies sind die folgenden:

▶ Fertige Saucen, Dressings & Ketchup

▶ Eine Reihe an bunten Getränken wie Eistees, Limonaden, Fruchtsäfte und weitere

▶ Süßwaren

▶ Desserts

▶ Fertigessen

▶ Süßes Gebäck

▶ Schokolade

Ergänzt wird diese Liste um das Obst, welches aufgrund des hohen Gehalts an Fruktose nur in Maßen konsumiert werden sollte. Bis zu zwei Portionen Obst am Tag gelten als unbedenklich.

Alle anderen Lebensmittel wiederum gelten bis auf wenige Ausnahmen als für die Gesundheit gut und sogar wichtig. Dies bedeutet, dass Sie, sofern Sie sich zuckerarm ernähren, automatisch die gesunden Speisen und Gerichte auf dem täglichen Speiseplan haben. Diese essen Sie. Wenn Sie sich hin und wieder – am besten erst nach der Diät – einmal eine Ausnahme mit etwas Zucker gönnen, dann wird dies Ihre gesunde Bilanz nicht zunichtemachen. Nähere Informationen dazu erhalten Sie noch in den folgenden Kapiteln – allem voran dem vorletzten *„Start in die Diät ohne Zucker"*.

Welche Vor- und Nachteile tauchen bei einer Zuckerreduktion auf?

Als letzten Teil dieses Kapitels nehmen wir uns die Vor- und Nachteile Ihrer Zuckerreduktion vor. Natürlich – schließlich haben Sie dieses Buch vor Augen – thront über allem die Gewichtsreduktion als großartiger Effekt und Vorteil. Doch daneben gibt es noch eine Reihe weiterer für die Gesundheit förderlicher Vorzüge. Allerdings hat die Zuckerreduktion hier und da Nachteile, die sich aus der starken

Gewohnheit des Zuckerkonsums ergeben. Wir werden uns in diesem Unterkapitel vermehrt mit den Nachteilen beschäftigen. Dies tun wir nicht, weil die Nachteile so wahrscheinlich, schwerwiegend oder toll sind. Wir tun dies, damit Sie sich optimal auf diese Nachteile einstellen können, sobald Sie mit der Diät starten und damit Sie vielfältige Gegenmaßnahmen parat haben. Aus diesem Grund erwartet Sie nach einer kurzen Betrachtung der Vorteile allerlei Input bezüglich der Nachteile, und wie sich diese mindern lassen.

Die Vorteile: Ein rundum verbesserter Gesamtzustand

Sie haben bereits im ersten Kapitel einen sehr umfangreichen Einblick in die gesundheitlichen Schäden erhalten, die der Zucker verursacht. Bereits die Tatsache, dass Ihnen diese Schäden erspart bleiben, beinhaltet etliche Vorteile und ist Grund genug, den Zuckerkonsum zu reduzieren. Doch formulieren wir im Folgenden die herausragenden Vorteile noch klarer.

Sie empfinden ein stark verbessertes Gefühl für Körper und Geist

Das Risiko etlicher Erkrankungen senken Sie durch die Vermeidung von Zucker, was bedeutet, dass Sie sich von Grund auf besser fühlen:

- ▶ Keine Herzschmerzen
- ▶ Gliedmaßen tun nicht weh
- ▶ Ihr Herz-/Kreislaufsystem funktioniert optimal
- ▶ Risiko für Diabetes ist quasi komplett weg
- ▶ Sie reduzieren Ihr Gewicht
- ▶ Ihr Immunsystem ist stärker

Neben diesen körperlichen Aspekten stellen sich gleichzeitig diverse mentale Vorteile ein:

- ▶ Sie fühlen sich wacher
- ▶ Ihre geistige Fitness steigert sich beträchtlich
- ▶ Das Risiko für Depressionen nimmt ab
- ▶ Sie verspüren mehr Antrieb

Die Heißhungerattacken verschwinden

Wer kennt dies nicht: Plötzlich überkommt einen der Heißhunger auf Süßes. Besonders schlimm kann es am Abend werden, wenn wir vor dem Fernseher sitzen und einen Riegel nach dem anderen vernaschen.

Der Vorteil bei einer zuckerarmen Ernährung: Sie halten Ihren Blutzuckerspiegel konstant. Dies sorgt dafür, dass Schwankungen der Vergangenheit angehören und Sie ein gemäßigtes Hungergefühl entwickeln. Eine Rückkehr zu Normalität und geregelten Abläufen sind die Folge.

Sie sehen noch besser aus

Der Grund für die verbesserte Optik ist zum einen, dass ohne Zucker der Haut mehr Mineralstoffe und Vitamine zur Verfügung stehen. Zum anderen sorgt Zucker durch die Haftung an Collagenfasern für eine geringere Flexibilität der Haut. Dies fördert die Entstehung von Falten. Lassen Sie den Zucker weg, dann wird Ihre Haut demzufolge länger straff und geschmeidig bleiben, sofern andere Umwelt- und Körperfaktoren dem nicht in die Quere kommen.

Sie reduzieren Ihr Gewicht

Auf der Hand liegt die bereits erwähnte Gewichtsreduktion. Sie erleiden keine Heißhungerattacken, sondern ernähren sich gemäßigt und gesund nach Plan. Des Weiteren entfallen aus der Ernährung die leeren Kalorien. Sie nehmen Lebensmittel mit einer höheren Nährstoffdichte zu sich. Dies sorgt dafür, dass Ihr Körper viel mehr verwerten kann und weniger in den Fettpolstern einlagert.

Ihre Zähne sind gesünder

Haben Sie schon einmal erlebt, was Zahnoperationen kosten? Hier kommen die wenigsten Versicherungen für die Kosten auf und erst recht wird es kompliziert beim Zahnersatz oder gar einem komplett neuen Gebiss. Es sind etliche Tausend Euro, die Sie ein gesundes Gebiss kosten kann. An dieser Stelle soll ganz klar gesagt sein: Eine Zuckerreduktion fördert die Gesundheit Ihrer Zähne.

Sicher haben Sie bereits davon gehört, was Zucker auf unseren Zähnen und den Zwischenräumen verursacht: Bakterien bauen den Zucker zu Milchsäure ab. Diese wiederum greift den Zahnschmelz an.

Ohne Zucker gehört dies der Vergangenheit an. So bleiben Ihnen mit zunehmendem Alter immer höhere Kosten für operative Eingriffe an Ihrem Gebiss erspart. Weniger Zucker wirkt sich somit auch positiv auf Ihren Geldbeutel aus.

Wussten Sie schon?

In puncto Zahngesundheit nimmt auch das Hauptthema dieses Ratgebers eine wichtige Rolle ein: das Erythrit. Sie werden es wahrscheinlich kaum glauben, aber wenn Sie auf Erythrit als Süßungsmittel setzen, verringern Sie nicht nur die Wahrscheinlichkeit der durch Zucker geförderten Zahnfäule, sondern tun sogar allgemein etwas für die Gesundheit Ihrer Zähne! Wieso Erythrit und andere Zuckeraustauschstoffe zur Zahngesundheit Positives beitragen, erfahren Sie noch genaustens in den Folgekapiteln.

Die Nachteile: „Aller Anfang ist schwer" oder „Die liebevolle Oma, der man nicht *Nein!* sagen kann"

So seltsam diese Zwischenüberschrift auch klingen mag, so treffend beschreibt Sie die Hürden einer stark zuckerreduzierten Ernährung. Diese könnte man in zwei Bereiche zusammenfassen:

1. Die Phase der Umgewöhnung zu Beginn, wenn die Versuchungen und Nebenwirkungen des „Zuckerentzugs" noch groß sind.
2. Den Umgang mit Situationen, in denen Sie bei Personen – häufig liebevolle Familienmitglieder wie die Oma oder Freunde – zu Gast sind und aus Höflichkeit die zuckerhaltige Speise kaum ablehnen können.

Wie widerstehen Sie den Versuchungen?

Versuchungen tauchen an zahlreichen Stellen auf:

- ▶ Supermarkt: Süßigkeiten in den Regalen

- ▶ Werbung: im Fernsehen und außerhalb der eigenen vier Wände

- ▶ Mitbewohner/Familie: Andere essen vor Ihren Augen Süßes

- ▶ Gesellschaft: Bekehrungsversuche durch andere, wie z. B. Freunde und Arbeitskollegen

Versuchungen können absichtlich oder versehentlich sein. Sicher wird es Ihnen ein Leichtes sein, zu verstehen, wieso die Versuchungen im Supermarkt und in der Werbung absichtlich sind: Die Lebensmittel sollen Ihnen schmackhaft gemacht werden und sind deswegen ausschließlich im positiven Licht dargestellt. Natürlich möchten die Händler sowie die Lebensmittelindustrie Profit machen!

Versuchungen in der Familie oder aber Gesellschaft können unabsichtlich sein. Wenn beispielsweise jemand gerade seinen Pausensnack verzehrt, dann können Sie diesem Menschen wohl kaum vorhalten, Sie zu provozieren, damit Sie dem Verlangen nach Zucker nachgeben. Sollte die Person jedoch mit dem Schokoriegel absichtlich vor Ihren Augen herumwedeln und diesen dann laut schmatzend sowie genussvoll mit Blick in Ihre Augen verzehren, ist wiederum von einer absichtlichen Versuchung durch eine andere Person zu reden. Vielleicht möchte die Person einfach nur Spaß machen oder aber sie ist Ihnen gegenüber feindselig gestimmt und will Sie bei Ihrer Zuckerentwöhnung scheitern sehen.

Doch all der Spekulation und den möglichen Quellen der Versuchung zum Trotz ist das einzig Wichtige:

Wie widerstehen Sie den Versuchungen?

Die Lösung: Ändern Sie Ihre Denkweise!

Wenn uns etwas wie eine Versuchung erscheint, dann hat das etwas mit unserer eigenen Einstellung zu der Sache zu tun. Wie Sie bereits in den ersten Kapiteln dieses Buches lesen konnten, ist das Problem, dass wir Menschen programmiert sind, Zucker als Genuss zu empfinden. Nur deswegen verspüren Sie die Versuchung.

Versuchen Sie viel eher, den Zucker als das zu sehen, was er wirklich ist: Ein gefährliches Suchtmittel, das bei konstanter und längerfristiger Einnahme sogar fähig ist, die Leben von Menschen zu zerstören. Sie glauben nicht daran? Dann lesen Sie insbesondere das erste Kapitel noch einmal. Falls Ihnen das erste Kapitel nicht hilft, dann gibt es für Sie noch eine weitere Methode, die Ihnen helfen kann, Ihre „Versuchung" zu überwinden.

Wechseln Sie auf die logische Ebene

Ein sehr nützlicher Ansatz ist das sogenannte NLP. Das NLP ist ein Modell, welches sich mit unserer Wahrnehmung und unserem Verhalten befasst. Dabei stellten

Forscher fest und formulierten dies im Rahmen des Modells, dass wir die Wirklichkeit verzerrt wahrnehmen. So neigen wir zu Verallgemeinerungen, Vereinfachungen und Verfälschungen, wo eigentlich bei genauerer Betrachtung schnell eine Lösung des Problems gegeben wäre. Damit Sie diesen Ansatz anwenden können, erhalten Sie ein praktisches Beispiel:

Sie sehen einen Werbespot im Fernsehen. Das beworbene Produkt verleiht Ihnen das Gefühl, dass Sie dort etwas Großartiges erwartet. Am Ende der Werbung kommt der Appell, Sie müssten bei dem jeweiligen Lebensmittel zuschlagen. Machen Sie sich das Leben einfach oder hinterfragen Sie das alles?

Es sei das Hinterfragen nahegelegt: „Wieso muss ich das kaufen?" und: „Ist da überhaupt etwas Wahres an der Werbung dran?"

Was glauben Sie, wie viele Leute Red Bull kaufen, weil der Slogan „Red Bull verleiht Flügel" solch ein Kult ist? Die Werbung verzerrt unsere Wahrnehmung. Deswegen stellen Sie sich genau die Frage, was von den Versprechungen Ihnen das Produkt wirklich sicher bieten kann. Stellen Sie zudem fest, dass Sie gar nichts kaufen müssen, weil Sie einen freien Willen haben.

Welche Maßnahmen können Sie bei schlechter Laune ergreifen?

Die schlechte Laune bei einer Zuckerentwöhnung lässt sich gut erklären. Dafür verantwortlich ist schlicht und einfach, dass mehrere hormonelle Reaktionen zunächst ausbleiben. Unsere Anti-Stress- sowie die Glückshormone werden stark vermindert freigesetzt. Dies schlägt natürlich auf die Psyche und macht sich dementsprechend negativ bemerkbar. Welche Gegenmaßnahmen können Sie ergreifen?

Zur Antwort auf diese Frage genügt es, wenn wir nachschauen, was bei uns überhaupt gute Laune verursacht. Denn relativ naheliegend ist: Wenn wir uns den Dingen verstärkt widmen, die gute Laune hervorrufen, dann schwindet als Konsequenz die schlechte Laune.

Neben dem Sport als Gute-Laune-Aktivität mit der Ausschüttung von Glückshormonen ist es auch die richtige Gesellschaft, die Ihre Laune aufhellen wird. Ebenso wichtig ist es, Hobbys nachzugehen. Auch frische Luft und Sonnenschein wirken sich gut auf unsere Laune aus. Sollten diese Dinge nur bedingt eine Hilfe sein, gibt es noch folgende Tipps:

▶ Musik: „Gute-Laune-Musik" mit Tempo verhilft zu einem verbesserten Stimmungsbild.

▶ Anspruchsvolle Tätigkeiten: Gehen Sie einer Tätigkeit nach, die Ihre volle Aufmerksamkeit erfordert. Dann denken Sie nicht an Negatives.

▶ Tapetenwechsel: Neues auszuprobieren, bereitet viel Freude und bereichert. Gehen Sie dem nach und machen Sie einzigartige Erfahrungen.

Zusammen mit den anderen in diesem Buch beschriebenen Methoden sind Sie reichlich gerüstet um die schlechte Laune zu beseitigen und andere Probleme der Zuckerentwöhnung zu managen.

Und was tun, wenn nichts hilft?

Sollte wider Erwarten die Zuckerentwöhnung nicht wie erhofft klappen, dann gibt es noch eine Option, um die Zuckerentwöhnung entscheidend voranzubringen. Diese Methode sind Gruppenaktionen. Sehen Sie sich Fernsehsendungen wie *The biggest Loser* an, dann dürfte schnell klar werden, was für ein großer Motivationsfaktor es ist, mit anderen zusammen am gleichen Ziel zu arbeiten.

Gruppenaktionen:

Gruppenaktionen sind als sehr positiv zu bewerten. Es ist immer von Vorteil, zusammen mit anderen an einem Ziel zu arbeiten. So können Sie sich mit den anderen zusammen gegenseitig pushen. Bezeichnend dafür gibt es regelmäßig Sendungen wie *The biggest Loser* im Fernsehen. Hier ist ein enormer Gruppeneffekt da: Zwei Teams konkurrieren gegeneinander, bis am Ende ein einziger Sieger feststeht. Es handelt sich um die übergewichtige Person, die am meisten Kilos verliert.

Auch außerhalb des Fernsehens gibt es diese Gruppenaktionen, die sogar manchmal in Verbänden organisiert ablaufen.

Bezugnehmend auf die bereits im ersten Kapitel erwähnten Reportage des SWR *Droge Zucker? Der Kampf gegen die süße Gefahr*, soll hier das Beispiel einer Fußballliga aus Großbritannien angeführt werden. In diesem Projekt, das „MAN V FAT" (auf Deutsch: Männer gegen Fett) heißt, spielen Übergewichtige in einer Fußballliga um den Titel. Doch diese Liga bewertet neben dem Ausgang der Fußballspiele auch den

Gewichtsverlust der Teams. Das bedeutet, dass neben dem Ergebnis im Spiel auch auf den Punktestand Einfluss hat, welches Team mehr Kilos purzeln lässt. So wird am Ende der Meister gekürt. Als wichtigstes Mittel zum Abnehmen dient dabei der Verzicht auf den Zuckerkonsum.

Der Hintergrundgedanke ist beeindruckend: In einer organisierten Liga können die Männer mit Teamwork abnehmen und sich gegenseitig motivieren. Bei Zweifeln oder Problemen helfen sie einander. Durch den Wettbewerbscharakter entsteht ein zusätzlicher Ansporn.

Wir lernen...

Gruppenaktionen sind sehr hilfreich. Wenn Sie die Möglichkeit dazu haben, die Zuckerentwöhnung und Diät mithilfe von Erythrit zusammen mit anderen Personen gemeinsam durchzuführen, dann machen Sie es. Einziger Nachteil bei Gruppenaktionen ist meistens die Problematik, für alle Mitglieder passende Termine zu finden. Des Weiteren fallen einige Gruppen schnell auseinander. Suchen Sie sich also konsequente Personen, die von der Zeitplanung her möglichst flexibel sind, wenn die Gruppenaktionen funktionieren sollen.

Was tun, wenn Sie irgendwo zu Gast sind?

Eine potenziell problematische Situation ergibt sich, wenn Sie in der Rolle des Gastes sind. Insbesondere, wenn Sie oft zu Besuch sind, kennen Sie das Dilemma, etwas angeboten zu bekommen und dies nicht oder nur schwer ablehnen zu können. Doch ganz so schwer muss das nicht sein. Sie lernen nun bestimmte Situationen kennen und wie Sie in diesen vorgehen können. Dabei spielt natürlich stets eine Rolle, wer der Gastgeber ist und wie er tickt.

Verständnisvolle Personen

Ein willkommenes Szenario für Sie, wenn Sie Gast sind. Ob bei einer Zuckerreduktion, als Veganer oder bei einer anderen Ernährungsform: Wenn Sie einen verständnisvollen Gastgeber haben, dann können Sie höflich die Speise ablehnen. Dabei ist es sogar möglich, offen über Ihren Zuckerentzug zu reden und die jeweilige Person für die eigene Ernährungsweise zu begeistern. Legen Sie aber besonderen Wert darauf, dem Gastgeber klar zu machen, dass die Ablehnung der Speise nichts mit ihm oder seinem Angebot zu tun hat.

Die liebevolle Oma, die ein „Nein" nicht versteht

Ob es nun wirklich die Oma ist oder jemand anderes, sei dahingestellt. Das Beispiel der Oma wird herangezogen, da sich viele Personen damit gut identifizieren können. Regelmäßige Besuche bei solchen Personen wie einer Oma, die einen liebevoll, reichhaltig und mit allem möglichen bewirtet, sind eine Gefahr, wenn diese Personen kein „Nein" verstehen. Vielleicht haben Sie selbst jene Situationen erlebt, in denen Sie bei den Großeltern nach jedem „Nein" fünf bis zehn Minuten später etwas anderes aufgetischt bekamen. Das ist jedoch mit dem notwendigen Verantwortungsbewusstsein im Hinblick auf die eigene Gesundheit eine äußerst problematische Situation. Tatsache bei Leuten, die kein „Nein" verstehen, ist, dass klare Worte notwendig sind. Diese können sich in einem (vorübergehenden) Abbruch des Kontakts widerspiegeln oder aber in einer geringeren Häufigkeit der Besuche. Alternativ können Sie der Person auch eine deutliche Ansage machen, wenn es auf eine nette Art nicht funktioniert. Denn ein „Nein" ist ein „Nein" und sollte respektiert werden.

Wussten Sie schon?

Das Pflegen und Bewirten anderer kann den Serotoninspiegel anheben und Glücksgefühle verursachen. Insbesondere Menschen, die einen niedrigen Serotoninspiegel und analog geringe Selbstwertgefühle haben, sind im Bewirten anderer Personen einsame Spitze!

Auf jeden Fall sollten Sie sich Ihren Weg bei der Zuckerentwöhnung nicht von anderen Leuten kaputt machen lassen. Nach der Zuckerentwöhnung dürfen Sie gern Ausnahmen machen, aber während dieser sollten Sie sehr vorsichtig sein, da eine Ausnahme zur nächsten führen kann.

Achtung: Kontrollverlust vorprogrammiert!

Dies sind Leute, die sich sofort und schnell anmerken lassen, wie hart sie die Ablehnung einer Speise trifft. Sie werten das als Affront. Es kann allem voran in anderen Kulturen skurrile Züge annehmen, wie empfindlich einige Menschen auf Ablehnung reagieren. In diesem Fall müssen Sie vorsichtig sein. Denn wenn Sie hier das „Nein" zu deutlich formulieren, hat es das Potenzial, ganze Beziehungen kaputtzumachen. Fremde Kulturen, aber auch Einheimische, können gar die komplette Meinung über Sie ändern, wenn das „Nein" falsch rüberkommt. Im Zweifelsfall müssen Sie in solch einer Situation nachgeben. Auch bei Personen, die nicht aufbrausend reagieren, sich aber extra für Sie viel Mühe bei einem Gericht gegeben haben, ist ein Nachgeben empfehlenswert. Vielleicht hat die Ehefrau Ihrem Ehemann zum Geburtstag eine ansehnliche Torte gemacht: Muss der Ehemann unbedingt an diesem Tag auf diese eine Zuckerbombe verzichten? Nicht unbedingt.

Also überlegen Sie sich, wo es einen Sinn ergibt, und geben Sie notfalls nach. Dadurch erhält der Gastgeber Befriedigung und Wertschätzung für seine Mühen. Aber bedenken Sie – wie bei dem letzten Tipp – dass es notwendig ist, bei solchen Härtefällen die Besuche seltener zu machen. Sonst läuft die Zuckerentwöhnung bei all den Ausnahmen Gefahr, zu scheitern.

Der Kritiker

Diese Person akzeptiert vielleicht Ihr „Nein", stellt aber zugleich Ihre Gangart in Frage. Beispielsweise kann diese Person Skepsis an Ihrem Durchhaltevermögen äußern oder aber das Konzept als solches nicht verstehen: „Jeder Mensch braucht Zucker, um glücklich zu sein. Was ist das Leben ohne Süßigkeiten, Saucen und Getränke? Man muss sich einfach nur mit seinem Körper wohlfühlen, egal ob dick oder dünn oder sonst was! Was soll so ein Zuckerentzug bringen?"

So oder so ähnlich äußert oder echauffiert sich der Kritiker. Er stößt damit eine Diskussion an. Dabei muss es nicht einmal böse gemeint sein. Vielleicht möchte er Sie verstehen, aber ist dazu gerade nicht in der Lage. Es ist zu empfehlen, zu Beginn die Diskussion aufzunehmen. Eventuell können Sie beide etwas voneinander lernen. Verläuft die Diskussion hingegen nicht sachlich und objektiv, dann ist ein vorsichtiger Ausstieg aus der Diskussion und die Aufnahme eines alternativen Themas besser. An sich ist an Diskussionen nichts Verkehrtes, aber sobald sie ohne nachvollziehbare Argumente vorgetragen werden, sind sie schlicht und einfach sinnlos und bieten Konfliktpotential.

Zusammenfassung: Richtige Entscheidungen treffen, aber dennoch das Leben genießen

Wie bereits erwähnt, besteht der Sinn einer Zuckerreduktion nicht darin, auf jedweden Zucker zu verzichten. Dies wäre ebenso unmöglich wie anstrengend. Gesellschaftliche Ausgrenzungen und ausbleibende Geschmacksvielfalt wären die Folgen. Es geht bei einem Verzicht auf Zucker um die Reduktion jener Lebensmittel, die einen hohen Zuckergehalt aufweisen und allgemein als ungesund bezeichnet werden. Dabei wird Ihnen Erythrit – eines der Süßungsmittel, die Ihnen im nachfolgenden Kapitel vorgestellt werden – helfen. Sie werden merken, dass durch den Zuckerersatzstoff ein Leben mit reduziertem Zuckerkonsum ohne schwerwiegende Entbehrungen funktioniert. Besonders vorteilhaft ist, dass sogar Ausnahmen erlaubt sind. Bereits während der Diät dürfen Sie sich ein- bis zweimal im Monat etwas gönnen, solange Sie dabei nicht übertreiben. Sie werden im Laufe des Abnehmens mit Erythrit – insbesondere nach erfolgter Diät – merken, dass Ihr Drang nach Zucker geringer ausfällt. Dies wird Ihnen die Zuckerreduktion weiter erleichtern. Letzten Endes werden Sie dennoch mit Personen zu tun haben, die Ihre Ernährungsweise nicht verstehen werden. Hier müssen Sie darauf achten, sich durch Kritiker nicht aus dem Konzept bringen zu lassen und sich durch liebevolle Personen nicht zu stark mit Zucker bewirten zu lassen. Im Falle fremder Kulturen ist zudem bei der Ablehnung von Speisen darauf zu achten, nicht den falschen Ton zu treffen.

Am Ende sind es die richtigen Entscheidungen zum richtigen Zeitpunkt, die den Erfolg einer Zuckerreduktion ausmachen. Und auch, wenn Sie Süßes einfach zu sehr lieben, sodass ein Verzicht nicht zur Debatte steht, ist das kein Problem. Es gibt diverse andere Süßungsmittel.

Zucker, Süßungsmittel, Zuckerersatzstoffe & Süßstoffe: Die verschiedenen Süßungsmittel im Überblick

Neben dem uns mittlerweile ausführlich bekannten Zucker und seinen verschiedenen Sorten existieren andere Süßungsmittel. Diese Süßungsmittel, Zuckerersatzstoffe und Süßstoffe bringen jeweils ihre eigenen Charakteristika mit sich. Damit Sie wissen, welches Produkt welcher Gruppe zuzuordnen ist, und was sich im Rahmen einer Diät empfiehlt, widmen wir uns in diesem Kapitel einigen Definitionen und den einzelnen Süßungsmitteln.

Was ist was? Definitionen & Unterschiede

Es gibt vier Kategorien von Süßungsmitteln, die sich wie folgt aufsplitten:

- ▶ Zucker und Zuckersorten

- ▶ Zuckerhaltige Süßungsmittel

- ▶ Zuckerersatzstoffe

- ▶ Süßstoffe

Sie werden die verschiedenen Süßungsmittel im Folgenden detailliert kennenlernen und dabei die eine oder andere faszinierende Eigenschaft der Stoffe kennenlernen. Um Ihnen bereits einen ersten kompakten Eindruck davon zu verschaffen, was die einzelnen Süßungsmittel auszeichnet, erwarten Sie nun die vier Definitionen der einzelnen Kategorien. Aus den Definitionen werden Sie gleichzeitig bereits Unterschiede der Süßungsmittel ableiten können.

Definition: Zucker und Zuckersorten

Als Zucker wird neben verschiedenen anderen Zuckerarten ein süß schmeckendes, kristallines Lebensmittel bezeichnet, das aus Pflanzen gewonnen wird und hauptsächlich aus Saccharose besteht. (Quelle: wikipedia.org)

Definition: Zuckerhaltige Süßungsmittel

„Zuckerhaltige Süßungsmittel sind süß im Geschmack und zugleich natürlichen Ursprungs. Wird die Bezeichnung Süßungsmittel als Kategorie natürlicher Süßungsmittel gemeint, so gehören dazu sämtliche Lebensmittel, die eine Süßkraft haben, Kalorien enthalten und natürlichen Ursprungs sind. Hierzu zählen neben dem bekannten Süßungsmittel Honig u. a. ebenso die verschiedenen Dicksäfte und Sirupe.“

Definition: Zuckerersatzstoffe

„Zuckeraustauschstoffe sind süß schmeckende Verbindungen, meist Polyole (sogenannte Zuckeralkohole), die einen geringeren Einfluss auf den Blutzuckerspiegel haben als Haushaltszucker (Saccharose), da sie insulinunabhängig verstoffwechselt werden.“ (Quelle: Belitz, Grosch et. al.; 2008)

Definition: Süßstoffe

„Süßstoffe sind synthetisch hergestellte oder natürliche Verbindungen, die als energiefreier Zuckerersatz dienen. Ihre Verwendung soll die geschmackliche Qualität von zuckerfreien bzw. energiereduzierten Lebensmitteln verbessern. Sie sind praktisch kalorienfrei und haben eine um ein Vielfaches höhere Süßkraft als Saccharose, so dass zum Süßen nur Mengen im Milligrammbereich benötigt werden.“ (Quelle: DGE)

Zucker und Zuckersorten

Die Einteilung des Zuckers erfolgt nach der Art der Verarbeitung. So gibt es als den gewöhnlichen und entsprechend benannten Zucker den Weißzucker und außerdem die Raffinade. Eine Raffinade zeichnet sich durch ihre besondere Reinheit aus, was allerdings keine positiven Auswirkungen auf die Gesundheit hat. Stattdessen treten dieselben Auswirkungen wie beim Weißzucker auf. Einige der weiteren Zuckersorten und deren Eigenschaften entnehmen Sie der folgenden Tabelle:

Zuckersorte	Eigenschaften
Brauner Zucker bzw. Rohrzucker	• Malziger Geschmack • Besteht zu 98 % aus Rohr- & Rübenzucker • Kürzere Haltbarkeit als Weißzucker • Geringer Gehalt an Vitaminen & Mineralien
Puderzucker	• Ist fein gemahlen & Staub-ähnlich • Wird für Glasuren & Gebäck verwendet
Einmachzucker	• Grobkörnige Raffinade • Löst sich langsam auf und schäumt nicht • Eignet sich zum Einmachen von Obst
Kandis	• In Weiß und Braun erhältlich • Süßungsmittel bei Tee & selbstgemachten Fruchtlikören • Mit Karamellisationsstoffen
Vanillinzucker	• Mit Vanillin versetzter Zucker • Hat das klassische Vanille-Aroma

Neben den in der Tabelle genannten gibt es noch sehr viele andere Zuckersorten, die letzten Endes aber in der Wirkung auf den Körper dem Zucker alle gleich und deshalb zu vermeiden sind.

Wussten Sie schon?

Aromatisierter Zucker lässt sich selbst herstellen, indem Sie Zucker mit verschiedenen Zutaten für einige Zeit in ein Schraubglas geben. Beispielsweise können Sie eine Orangenschale oder eine angekratzte Vanilleschote in ein Glas tun und mit dem Zucker darin zuschrauben. Stellen Sie dieses Glas in den Kühlschrank, wird der Zucker bereits in wenigen Tagen ein charakteristisches Aroma angenommen haben.

Das Vermeiden des Zuckerkonsums scheitert häufig daran, dass Personen nicht wissen, wo sich der Zucker versteckt. Verantwortlich dafür sind neben der eigenen Unwissenheit die vielen alternativen Bezeichnungen, mit denen Zucker auf den Verpackungen kenntlich gemacht wird:

- ▶ Maltose

- ▶ Farin

- ▶ Maltodextrin

- ▶ Melasse

- ▶ Saccharose

Da nicht jede Lebensmittelverpackung verpflichtet ist, eine Nährwerttabelle zu enthalten, ist somit – um verstecktem Zucker zu entgehen – das Wissen über die vielen Alternativbezeichnungen für Zucker in der Zutatenliste von Vorteil. Sie erfahren diesbezüglich mehr im Bonusmaterial, welches Sie sich kostenlos zusätzlich zu diesem Buch herunterladen können.

Süßungsmittel

Prägendes Merkmal der Süßungsmittel ist deren Naturbelassenheit. Es handelt sich um in der Natur vorkommende Lebensmittel, die – je nach Herkunft – gesunde Inhaltsstoffe enthalten oder eine medizinische Wirksamkeit vorzuweisen haben. Doch auch hier müssen Sie Rücksicht auf den Zucker nehmen. Denn die Süßungsmittel mögen natürlichen Ursprungs sein und gesunde Inhaltsstoffe beinhalten, doch der Hauptbestandteil ist Zucker. Somit sind Süßungsmittel nur in Maßen angeraten. Des Weiteren zeichnen sich Süßungsmittel durch den starken Eigengeschmack aus, den sie ihrem Ursprung zu verdanken haben. Im Folgenden werden Ihnen fünf Süßungsmittel näher vorgestellt.

Honig

Honig ist ein sehr populäres Süßungsmittel. Dies hat er u. a. der Verwendung als Brotaufstrich zu verdanken. Betonen einige Personen den hohen Gehalt an wertvollen Mikronährstoffen, ergibt sich bei genauerer Betrachtung ein ernüchterndes Bild:

- ▶ 2 Milligramm Vitamin C

- ▶ Weniger als je 1 Milligramm Vitamin B2 und Vitamin B6

- ▶ Geringer Gehalt an Kalzium und Magnesium

▶ Bei einem zugleich hohen Zuckergehalt von über 70 Gramm Zucker pro 100 Gramm Honig sind die Vorteile gegenüber dem Haushaltszucker sehr gering. Lediglich die geschmackliche Abwechslung zum gewöhnlichen Zucker ist ein Vorzug. Da Geschmäcker verschieden sind, werden jedoch nicht alle vom Honig begeistert sein.

Hinweis!

Es gibt Unternehmen – vermehrt sind diese im Ausland ansässig – die Zucker einkochen und diesen dann als Honig verkaufen. Beim Kauf solchen Honigs ergeben sich neben dem schlechten Geschmack auch ökologisch negative Auswirkungen. Somit ist beim Kauf von Honig nach Möglichkeit immer auf regionale Produkte zu setzen.

Agavendicksaft

Dieses Süßungsmittel wird aus der Frucht Agave gewonnen. Sie wächst in Mexiko unter tropischen Bedingungen. Wird der Dicksaft aus der Frucht entnommen, wird dabei zunächst der Saft ausgepresst und im Anschluss geklärt, filtriert, entsäuert und eingedickt. Diese Vorgehensweise ist übrigens bei allen Dicksäften gleich, was leider den Verlust des Großteils der enthaltenen Mineralien und Vitamine zur Folge hat. Der im Agavendicksaft enthaltene Fruchtzucker hat den Vorteil, keinen hohen Anstieg des Blutzuckerspiegels zu verursachen. Wiederum wiegt beim Fruchtzucker der Nachteil schwer, dass er – wie bereits eingehend im ersten Kapitel thematisiert – in großen Mengen für die Leber sehr schädlich ist. Somit ist der Agavendicksaft als Süßungsmittel nur in kleinsten Mengen empfehlenswert.

Ahornsirup

Wenn eine kulinarische Welle aus Kanada herüberschwappt, dann sind des Öfteren Pancakes mit Ahornsirup der Grund hierfür. Ahornsirup wird aus Ahornbäumen gewonnen und enthält zu 60 % Zucker und zugleich eine stärkere Süßkraft. Dadurch ist zum Süßen eine geringere Menge als im Falle von Zucker vonnöten. Die restlichen 40 % des Ahornsirups sind Wasser. Des Weiteren ist der wenigstens geringe Gehalt an Vitaminen und Mineralstoffen eine kleine positive Randnotiz. Dennoch zeigt der mahnende Finger, dass selbst Ahornsirup in den gewöhnlich zum Süßen verwendeten Dosen einen hohen Zuckergehalt und somit negative Auswirkungen auf die Gesundheit hat.

Reissirup

Eine interessante Alternative zum Zucker ist der Reissirup, weil er aus Mehrfachzuckern in Verbindung mit Glukose besteht. Er schmeckt durch den hohen Gehalt an Mehrfachzuckern weniger süß, hat aber den großen Vorteil, den Insulinspiegel nicht hochschießen zu lassen. Vielmehr noch: Reissirup enthält viele brauchbare Kalorien, da er durch die Vielfachzucker in der Lage ist, dem Körper langfristig Energie zu spenden. Die Herstellung erfolgt zunächst durch das Erwärmen von gemahlenem Reis, der sich durch die darauffolgende Zugabe von Enzymen in Zuckerstoffe aufspaltet. Filtration und Eindicken lassen schließlich den käuflichen Reissirup entstehen. Insgesamt ist Reissirup ein nützliches Süßungsmittel, welches unter vielen Gesichtspunkten für die menschliche Gesundheit besser als Zucker ist.

Kokosblütenzucker

Der Kokosblütenzucker stammt von dem Nektar der Kokospalme. Bei Anschneiden der Blütenknospe tritt dort der Nektar aus. In einem Behälter aufgekocht, entstehen aus dem Nektar der Kokospalme Kokosblütenzuckerkristalle. Entgegen der naheliegenden Vermutung schmeckt Kokosblütenzucker nicht nach Kokos, sondern leicht nach Karamell. Die Verwendungsmöglichkeiten gleichen denen vom Zucker, allerdings enthält der Kokosblütenzucker zu 40 % weniger Zucker als gewöhnlicher Weißzucker. Zudem hat die Zuckersorte aus dem Kokosnektar einen signifikanten Anteil an Mineralstoffen und Vitaminen. Der Kokosblütenzucker schneidet aus ernährungsphysiologischen Gesichtspunkten unter den vorgestellten Süßungsmitteln nach dem Reissirup am zweitbesten ab. Als kritisch zu betrachten ist beim Kokosblütenzucker jedoch der Fruktosegehalt, der in geringen Mengen gegeben ist.

Wir lernen...

Es gibt unter den Süßungsmitteln ausreichend Ersatz für Zucker. Jedoch haben Sie erkannt, dass in vielen der vorgestellten und auch weiterer Süßungsmittel, wie beispielsweise Datteln und Apfeldicksaft, auch Zucker als Hauptbestandteil enthalten ist. Der noch sehr gut geeignete Reissirup scheint eine Lösung zu sein, doch wird nicht jedem der charakteristische Eigengeschmack zusagen. Was die Kalorien angeht – so viel sei zuletzt gesagt – haben alle Süßungsmittel eine beträchtliche Menge und eignen sich somit kaum für Diäten.

Zuckerersatzstoffe

Diese werden auch Zuckeraustauschstoffe genannt. Sie charakterisiert der süße Geschmack und die Verstoffwechslung ohne Insulin bzw. mit geringen Mengen Insulin. Zuckerersatzstoffe enthalten dennoch Energie bzw. Kalorien, wenngleich dies in kleineren Mengen als beim Zucker der Fall ist. Außerdem sind Zuckerersatzstoffe Mittel, die in der Natur vorkommen. Als positive Merkmale hervorzuheben sind dabei die Konstanz des Blutzuckerspiegels nach Einnahme sowie der süße und befriedigende Eigengeschmack. Es gibt zwei Arten von Zuckeraustauschstoffen, unter denen Sie die Fruktose bereits kennengelernt haben. Somit verbleibt nur noch eine weitere Art. Dabei handelt es sich um die verschiedenen Zuckeralkohole.

Was sind Zuckeralkohole?

Zuckeralkohole gehören ebenfalls der Gruppe der Kohlenhydrate an, jedoch wirken sie auf den Organismus anders. Sie

- ▶ haben einen verminderten Kaloriengehalt

- ▶ gelangen teilweise unverändert durch den Verdauungstrakt bis zur Ausscheidung

- ▶ besitzen eine geringere Süßkraft als Zucker, die bei ungefähr 40 bis 70 % liegt

- ▶ ziehen Wasser an und können deswegen abführend wirken

Haben Sie schon einmal die Warnhinweise auf den Kaugummis gelesen? Dort steht: „Kann bei übermäßigem Konsum abführend wirken." Falls Sie dies bereits gelesen haben, liegt es daran, dass Zuckeralkohole häufig in Kaugummis verwendet werden. Da sie wasseranziehend wirken, quellen sie den Nahrungsbrei auf und sorgen dadurch für eine abführende Wirkung. Im Gegensatz zur Fruktose werden sie nicht in der Leber zu Fett umgewandelt. Des Weiteren benötigen sie wenig bis gar kein Insulin zur Verstoffwechslung im Körper. Somit tun sich bereits zwei gesundheitlich wichtige Vorteile der Zuckeralkohole auf. Was den Kaloriengehalt angeht, so variiert dieser mit dem jeweiligen Süßstoff. Bekannte Süßstoffe sind u. a.:

- ▶ Erythrit

- ▶ Xylit

▶ Maltit

▶ Isomalt

▶ Sorbit

Wie Sie sehen können, sind wir mit der Gruppe der Zuckeraustauschstoffe zugleich bei dem Protagonisten dieses Buches, dem Erythrit angekommen. Da dieser Stoff in mehreren Kapiteln dieses Buches ausführlich behandelt werden wird und viele Parallelen zu den anderen Zuckeraustauschstoffen aufweist, soll an dieser Stelle nicht näher auf die Kategorie der Zuckerersatzstoffe eingegangen werden. Damit Sie jedoch aus diesem Unterkapitel erkenntnisreicher hervorgehen und auf die Kapitel über Erythrit eingestimmt werden, erhalten Sie drei interessante Fakten zum Nutzen von Zuckerersatzstoffen:

Wussten Sie schon?

I. Zuckeraustauschstoffe sind von den Bakterien im Mundraum nicht abbaubar, was Karies entgegenwirkt.

II. Es ist durchaus möglich, dass Zuckeraustauschstoffe sogar Mittelohrentzündungen vorbeugen.

III. Das medizinische Potenzial reicht sogar so weit, dass Zuckeraustauschstoffen eine Wirkung als Antioxidans nachgesagt wird, was bei der Bekämpfung der für die Gesundheit schädlichen freien Radikale von Vorteil ist.

Was genauer sich dahinter verbirgt und ob diese drei positiven gesundheitlichen Aussichten wirklich reichlich wissenschaftlich fundiert sind, erfahren Sie später in den Kapiteln über Erythrit.

Süßstoffe

Die Verwendung von Süßstoffen hat in den letzten Jahren einen rasanten Anstieg erfahren, als die ersten Light- und Zero-Varianten verschiedener Produkte und Lebensmittel auf den Markt kamen. Denn Süßstoffe sind Bestandteile dieser Produkte. Weil mit den durch Süßstoffe angereicherten Lebensmitteln die Nachfrage an energiearmen Lebensmitteln stieg, wurden Süßstoffe immer populärer. Die zentralen Eigenschaften von Süßstoffen bestehen darin, dass sie keine Energie liefern, eine weitaus höhere Süßkraft als Zucker haben und synthetisch gewonnene Verbindungen sind. Es handelt sich somit um keine natürlichen Stoffe.

Welche Süßstoffe existieren?

Die Liste der Süßstoffe ist lang. Sie reicht von gesetzlich zugelassenen bis hin zu in Lebensmitteln verbotenen Süßstoffen. Im Folgenden erhalten Sie ein paar Infos zu drei zugelassenen Süßstoffen:

- ▶ Acesulfam K
- ▶ Aspartam
- ▶ Saccharin

Acesulfam K

Acesulfam K zeichnet sich durch seine Resistenz aus. Der Süßstoff ist stabil und hitzebeständig. Dadurch sind mit ihm alle Zubereitungsmöglichkeiten machbar. Er wird unverändert vom Körper ausgeschieden.

- ▶ Erlaubte Höchstmenge: 9 mg/kg Körpergewicht
- ▶ Süßkraft im Vergleich zum Zucker: 200 Mal stärker

Aspartam

Aspartam ist wesentlich komplizierter in der Anwendung, da es beim Kochen und Backen seine Süßkraft verliert. Da Aspartam auf Eiweißbausteinen basiert, verstoffwechselt der

Körper diesen Süßstoff. Dies reicht allerdings für keine Proteinzufuhr aus, von der der Körper profitiert. Vielmehr birgt die Basis auf Eiweißbausteinen Gefahren für Personen, die unter einer Eiweißstoffwechselstörung – im Fachjargon „Phenylketonurie" genannt – leiden. Hier darf der Süßstoff nicht konsumiert werden, weil den von der Erbkrankheit betroffenen Personen ein Enzym zum Abbau von Phenylalanin fehlt. Bei Phenylalanin handelt es sich um eine beim Abbau von Aspartam im Darm anfallende Substanz. Die Einnahme von Aspartam hätte im Falle von an Phenylketonurie leidenden Personen Nerven- und Hirnschädigungen zur Folge.

- ▶ Erlaubte Höchstmenge: 40 mg/kg Körpergewicht
- ▶ Süßkraft im Vergleich zum Zucker: 200 Mal stärker

Saccharin

Dies ist der älteste Süßstoff und hat zugleich einen leicht bitteren Nachgeschmack. Um diesen Nachgeschmack zu neutralisieren, wird dem Saccharin häufig ein zweiter Süßstoff beigemischt, wie beispielsweise Cyclamat. Cyclamat hat mit 35:1 im Vergleich zum Zucker die geringste Süßkraft unter den Süßstoffen, neutralisiert aber effektiv den bitteren Nachgeschmack des Saccharins.

Saccharin selbst gibt es in mehreren Varianten, wobei aufgrund der guten Löslichkeit meistens Natrium-Saccharin zum Einsatz kommt. Die Stabilität sowie Beständigkeit gegen Hitze, Frost und Säure machen Saccharin vielfältig einsetzbar.

- ▶ Erlaubte Höchstmenge: 5 mg/kg Körpergewicht
- ▶ Süßkraft im Vergleich zum Zucker: 500 Mal stärker

Über die weiteren Süßstoffe

Die weiteren Süßstoffe haben zum Teil noch weitaus stärkere Süßkräfte. Beispielsweise reicht das seit 2010 zugelassene Neotam bis hin zur 12.000- bis 13.000-fachen Süßstärke vom Zucker heran. Es ist besonders hitzebeständig.

Neben Neotam hat ebenso mit 2.000- bis 3.000-facher Süßstärke in Relation zum Zucker das Thaumatin eine beeindruckende Süßkraft. Es ist ein natürlicher Eiweißstoff, der aufgrund der geringen Hitzebeständigkeit zur Kompensation mit anderen Süßstoffen kombiniert wird.

Weitere zugelassene Süßstoffe im Überblick:

- ▶ Neohesperidin DC
- ▶ Sucralose
- ▶ Twin-Sweet
- ▶ Steviolglykoside (Aus Stevia gewonnen)

Stevia: Der populäre Süßstoff im Fokus

Besondere Aufmerksamkeit unter den Süßstoffen wird an dieser Stelle Stevia zuteil, um mit einigem Irrglauben aufzuräumen. Denn Stevia erlangte in der öffentlichen Wahrnehmung besondere Bekanntheit dadurch, dass es eine krautartige Pflanze ist. Somit wird Stevia oftmals als natürliches Süßungsmittel bezeichnet. Doch in Wirklichkeit ist die Sache komplizierter: Denn Stevia liegt in einer Vielzahl verschiedenster Produkte vor, von denen der als künstlich geltende Süßstoff Steviolglykoside einen Teil darstellt. Bei dem Wort „Stevia" ist fachgerecht nur die Pflanze gemeint. Die Produkte, die daraus gewonnen werden, reichen von nach wie vor natürlichen getrockneten Blättern, Sirupen und grünem Pulver bis hin zu Flüssigsüßstoffen, die einen hohen Gehalt an gesundheitlich wertvollen Inhaltsstoffen haben, und führen schließlich zum weißen Pulver, den Steviolglykosiden.

Herstellung der Stevioglykoside

Die Pflanze an sich – auch Honigkraut genannt – ist natürlich. Es handelt sich dabei um die Stevia-Pflanze. In den Anbauländern ist es möglich, die Blätter der Pflanze direkt zum Süßen zu verwenden. Diese haben dann eine Süßkraft, die in etwa 30 Mal stärker als die von Zucker ist. Kauft man nun hierzulande Stevia-Süßstoffe, dann ist damit aber nicht die Pflanze gemeint, sondern bestimmte Bestandteile. Denn als Lebensmittel ist die Stevia-Pflanze nicht zugelassen. Sie müsste zunächst ein Zulassungsverfahren bestehen, welches die gesundheitliche Unbedenklichkeit bescheinigt. Aus diesem Grund ist Stevia aktuell als neuartiges Lebensmittel eingestuft. Die aus Stevia gewonnen Steviolglykoside sind es, die Personen beim Süßstoff Stevia in Pulverform kaufen.

Diese entstehen durch chemische Prozesse, die sich schrittweise wie folgt gestalten:

1. Durch Einweichen wird den Blättern der Stevia-Pflanze die Feuchtigkeit entzogen.
2. Es entsteht ein Rohsaft, der durch die Zugabe von Metallsalzen einer ersten Reinigung unterzogen wird.
3. Anschließend erfolgen eine Entsalzung sowie eine Entfärbung, bei denen Abbauprodukte anfallen.
4. Es ist durch eine Kristallisierung unter der Zugabe von Zuckeralkoholen eine mehrmalige Reinigung der Steviolglykoside erforderlich.
5. Am Ende sind 90 Prozent der pflanzlichen Stoffe vernichtet und als Endresultat verbleiben die von uns genutzten Steviolglykoside.

Was nun negativ klingt, muss es keineswegs sein! Zwar mögen die wertvollen Inhaltsstoffe der Pflanze fort sein, doch besticht der Süßstoff durch einen Kaloriengehalt von Null, eine hohe Süßkraft und er erspart das Auf und Ab des Blutzuckerspiegels. Alles in allem also weitestgehend positiv. Bedenken Sie zudem: Sobald Sie nicht das Pulver, sondern die flüssige Süße kaufen, profitieren Sie zudem von einem geringen Gehalt an sekundären Pflanzenstoffen, die der Gesundheit zuträglich sind.

Eigenschaften des Süßstoffs

Die Steviolglykoside als Süßstoff weisen eine 300 Mal stärkere Süßkraft als Zucker auf. Als Zusatzstoff in Lebensmitteln müssen sie entsprechend mit ihrem Namen oder der Alternativbezeichnung E960 in der Zutatenliste aufgeführt werden. Geschmacklich kommen die Steviolglykoside dem Lakritz nahe und haben eine leicht metallische Note. Manchmal werden dem Süßstoff zur Geschmacksoptimierung andere Stoffe zugesetzt – sowohl Süßstoffe als auch die energiereicheren Zuckeralkohole. Diese verändern den Geschmack. Ob mit Zusatz oder allein die Steviolglykoside: Es verbleibt ein in der Regel sehr geringer oder aber tatsächlich kein Kaloriengehalt, was Stevia-Produkte zu einem sehr geeigneten Zuckerersatz macht. Hierbei liegt die empfohlene tägliche Maximaldosis bei 6,2 mg/kg Körpergewicht.

Auswirkungen der Süßstoffe auf die Gesundheit

Die bisherige Vorstellung der Süßstoffe hat womöglich hier und da ein irritierendes Bild abgegeben. Denn der positiven Tatsache, dass Süßstoffe keine Kalorien enthalten, stand die mahnende tägliche Maximalmenge pro Kilogramm Körpergewicht gegenüber.

Sind Süßstoffe also gesundheitlich bedenklich? Wieso sonst gibt es die Maximalmengen, wo doch keine Kalorien in den Süßstoffen vorhanden sind?

Zunächst eine Entwarnung: Es gibt keine Hinweise dafür, dass die Süßstoffe gesundheitlich bedenklich sind. Andernfalls würden sie nicht zugelassen werden. Die täglichen Maximalmengen dienen lediglich der Sicherheit, da die Süßstoffe nur bedingt erforscht sind. Lediglich innerhalb dieser Maximalmengen ist der Einsatz erwiesenermaßen sicher. Darüber hinaus gibt es noch zu wenige wissenschaftliche Erkenntnisse, woran allerdings gearbeitet wird. Auch die aktuell empfohlenen täglichen Höchstmengen befinden sich auf einem permanenten Prüfstand, um die Sicherheit der Verbraucher zu gewährleisten.

Zugleich lassen sich aber bereits viele der negativen Behauptungen und Gerüchte über Süßstoffe widerlegen. Diese hatten lange an dem Ruf der Süßstoffe genagt. Dabei handelte es sich allem voran um die folgenden Behauptungen:

▶ Süßstoffe sind krebserregend

▶ Süßstoffe verursachen Blähungen und Durchfall

▶ Mastmittel enthalten Süßstoffe

Contra #1: Süßstoffe haben keine krebserregende Funktion

Ein Tierversuch mit Saccharin, der in den 60er Jahren stattfand, brachte den Süßstoff in Verruf, für die Entstehung von Blasenkrebs verantwortlich zu sein. Doch die Objektivität dieser Studie erfuhr im Laufe der kommenden Jahrzehnte deutliche Rückschläge. Denn es zeigte sich, dass im Rahmen des Versuchs Dosen verwendet wurden, die 20 Kilogramm Zucker täglich beim Menschen entsprechen würden. Ein derart unrealistisches Szenario bietet keine faire Vergleichsbasis. Stattdessen hat sich bis heute im Laufe der Jahrzehnte gezeigt, dass sogar Intensiv-Anwender keine Krebserkrankungen verzeichnen, die auf den Einsatz von Saccharin zurückzuführen sind. Stattdessen ist es mittlerweile sogar ein angesehener Zuckerersatz für Diabetiker.

Auch Cyclamat musste eine schwere Phase durchlaufen, als es aufgrund tierexperimenteller Studien mit Verdacht auf Krebsauslösung in den USA 1970 auf dem Markt verboten wurde. In Deutschland und Österreich jedoch wird Cyclamat nach wie vor verwendet, und diverse weitere Studien nach der 70er-Jahre-Studie aus den USA waren nicht in der Lage, die kanzerogene Wirkung des Cyclamats nochmals zu unterstützen.

Contra #2: Keine Blähungen und Durchfälle durch Süßstoffe

Die Behauptung, Süßstoffe würden Blähungen und Durchfälle verursachen, entspringt dem Sonderfall der Einnahme von Süßstofftabletten durch laktoseintolerante Personen. Da Süßstofftabletten Milchzucker – also Laktose – als Trägersubstanz enthalten, kam es hier vermehrt zu Verdauungsproblemen. Flüssige Süßstoffe jedoch sind frei von Laktose und somit in der Regel für alle Personen verträglich. Also sind es nicht die Süßstoffe, die Blähungen und Durchfall verursachen können, sondern vielmehr ausschließlich im Falle laktoseintoleranter Menschen die Süßstofftabletten.

Contra #3: Süßstoffe sind nicht in Mastmitteln enthalten

Die Verwendung von Süßstoffen ist in der EU-Richtlinie (RL 70/524/EWG und RL 87/153/EWG) festgehalten. Hier ist vermerkt, dass sie bei Ferkeln lediglich aus geschmacklichen Gründen verwendet werden dürfen. Dies ist bis zum vierten Lebensmonat erlaubt, um den Übergang von der Sauenmilch zum gewöhnlichen Futter zu ermöglichen. Des Weiteren gibt es strikte Vorgaben, womit das Futter gesüßt werden darf. Somit werden Süßstoffe nicht als Bestandteil von Mastmitteln eingesetzt. Dies hatte ursprünglich in der öffentlichen Wahrnehmung das Ansehen der Süßstoffe beträchtlich reduziert.

Zusammenfassung: Stevia weckt die Neugier!

Stevia ist nicht zwingend ein Süßstoff. Vielmehr ist es das, was Sie daraus machen: Je nachdem, ob Sie die Blätter, grünes oder weißes Pulver nutzen, entfaltet sich eine andere Wirkung und eine andere Einordnung. Die Steviolglykoside sind der Süßstoff, alle anderen Produkte wiederum sind anders einzuordnen. Aus diesem Grund ist Stevia als Zuckerersatz vielfältig und interessant. Doch die Aufmerksamkeit wird im Folgenden den Zuckeraustauschstoffen gelten.

Abnehmen mit Zuckerersatzstoffen

Das vergangene Kapitel hat Ihnen die verschiedenen Süßungsmittel vorgestellt. Dabei stachen u. a. die Zuckerersatzstoffe positiv heraus. Da dieses Buch sich mit Erythrit beschäftigt, welcher ein Zuckeraustauschstoff ist, widmen wir uns nun verstärkt dieser Gruppe der Süßungsmittel. Hierbei schauen wir uns allem voran an, wieso das Abnehmen mit Zuckerersatzstoffen so vielversprechend ist. Dazu werden Ihnen die verschiedenen Stoffe vorgestellt. Das Erythrit bleibt zunächst außen vor, da diesem Stoff im Rest des Buches reichlich Aufmerksamkeit geschenkt wird. Sie lernen stattdessen zuerst die übrigen Alternativen näher kennen.

Welche Zuckeraustauschstoffe eignen sich überhaupt zum Abnehmen?

Generell eignen sich alle Zuckeraustauschstoffe zum Abnehmen. Dabei ist allerdings zu beachten, dass durch die Fermentation vieler Zuckeraustauschstoffe im Darm Gase entstehen, die Blähungen und Durchfall verursachen können. Dies ist jedoch von Person zu Person unterschiedlich und taucht beim Erythrit eher selten auf. Denn Erythrit hat den Vorteil, dass er zu über 90 % im Dünndarm erschlossen wird und somit kaum fermentiert. Die anderen Zuckeralkohole wiederum werden zu 50 bis 80 % im Dickdarm fermentiert, was die Wahrscheinlichkeit von Blähungen und Durchfall steigert. Dies geschieht allerdings erst ab hohen Einnahmemengen, weswegen die folgenden Zuckeralkohole sich ebenfalls sehr gut für eine Diät eignen:

- ▶ Xylit

- ▶ Mannit

- ▶ Maltit

- ▶ Lactit

- ▶ Sorbit

- ▶ Isomalt

Ausgenommen von Maltit und Lactit sind alle diese Zuckerersatzstoffe in der Natur vorhanden. Sie kommen z. B. in Pflaumen, Birnen und Datteln vor. Sämtliche Zuckerersatzstoffe sind Kohlenhydrate – um genau zu sein, Mono- und Disaccharide – die jedoch über einen speziellen Aufbau verfügen. Dieser führt dazu, dass sie allesamt größtenteils insulinunabhängig verstoffwechselt werden. Des Weiteren überzeugen die Zuckeraustauschstoffe mit einem geringen Kaloriengehalt. Somit bleiben gleich drei negative Auswirkungen erspart, die normalerweise den Diäten sowie der menschlichen Gesundheit im Wege stehen:

- ▶ Heißhungerattacken

- ▶ Blutzuckerschwankungen

- ▶ Hohe Kalorienzufuhr

Bessere Voraussetzungen als mit Zuckerersatzstoffen gibt es somit kaum für eine Diät!

Die Süßkraft wiederum trägt dazu bei, dass die häufig in Speisen ersehnte Süße vorhanden ist. Dabei variiert die Süßkraft mit dem jeweiligen Zuckerersatzstoff. Hierzu gibt die folgende Tabelle Aufschluss darüber, wie die Süßkraft der genannten Süßstoffe und die von Erythrit ausfällt:

Zuckeralkohol	Süßkraft
Erythrit	60 – 80 % vom Haushaltszucker
Xylit	80 – 100 % vom Traubenzucker
Mannit	40 – 70 % vom Traubenzucker
Maltit	65 – 90 % vom Haushaltszucker
Lactit	35 – 40 % vom Haushaltzucker
Sorbit	40 – 70 % vom Traubenzucker

Aus dieser Süßkraft sowie den spezifischen Eigenschaften der Zuckerersatzstoffe resultieren einerseits geschmackliche Unterschiede untereinander und zum Zucker als auch Unterschiede bei der Verwendung in der Küche.

Die Zuckerersatzstoffe in der Praxis

Der Umgang mit Zuckerersatzstoffen zum Süßen von Speisen ist ein denkbar anderer als im Falle von Zucker. Geschmack und chemische Eigenschaften bringen besondere

Anforderungen für den Umgang in der Küche mit sich. Wie sich dies bei Erythrit konkret gestaltet, werden Sie in den folgenden Kapiteln sehen. In diesem Kapitel nehmen wir ausschließlich die anderen Ersatzstoffe unter die Lupe. Dabei weisen alle die Gemeinsamkeit auf, dass sie einen kühlenden Effekt im Mund verursachen. Dafür verantwortlich ist deren geringe chemische Lösungswärme.

Ansonsten unterscheiden sie sich mal mehr, mal weniger voneinander, wobei Ihnen die folgenden Erläuterungen das Wichtigste vermitteln.

Xylit

Insbesondere Xylit weist den charakteristischen kühlen Nachgeschmack der Zuckeralkohole auf. Dementsprechend ist es der am häufigsten in Kaugummis eingesetzte Zuckerersatz. Außerdem ist die Studienlage bezüglich der antikariogenen Wirkung – damit ist gemeint, dass es gegen Karies bzw. Zahnfäule wirkt – am fundiertesten. Dies bedeutet, dass Xylit wie kein anderer Zuckerersatzstoff mit der Prävention von Zahnerkrankungen in Verbindung steht. Weitere Eigenschaften, insbesondere im Hinblick auf die Sensorik, runden das Gesamtpaket ab und eröffnen Xylit sogar diverse pharmakologische Einsatzbereiche, wie z. B. als Bestandteil von Zahnpasta und Mundwasser.

Weitere wichtige Angaben für den Einsatz in der Küche

- ▶ Schmelzbereich: 92 – 96 °C

- ▶ Löslichkeit in Wasser: 164 g pro 100 g Wasser bei 25 °C

- ▶ Kaloriengehalt (pro 100 Gramm): 240

Hinweis!

In der EU ist der Kaloriengehalt der hier vorgestellten fünf Zuckerersatzstoffe mit 240 kcal pro 100 Gramm des Austauschstoffs gleich. In den USA jedoch variieret der Kaloriengehalt. Demzufolge müssen Sie bei der Bestellung amerikanischer Produkte über das Internet speziell auf den Kaloriengehalt der verschiedenen Zuckerersatzstoffe achten. Dieser gestaltet sich bei den in diesem Kapitel thematisierten fünf Zuckeraustauschstoffen wie folgt:

▶ Lactit: 200 kcal/100 g
▶ Maltit: 210 kcal/100 g
▶ Mannit: 160 kcal/100 g
▶ Sorbit: 260 kcal/100 g
▶ Xylit: 240 kcal/100 g

Mannit

Mannit weist eine geringe Löslichkeit auf und ist dadurch in der Lage, ein Feuchtwerden sowie ein Verkleben bei Lebensmittelprodukten zu verhindern. Zudem hat Mannit im Vergleich zum Großteil der restlichen Zuckeralkohole eine geringere Süße, was ihn häufig nur für den Einsatz bei sehr speziellen Produkten und Anwendungen geeignet macht. Dementsprechend findet dieser Zuckeraustauschstoff in der Regel ausschließlich Einsatz als Bestäubungsmittel für Kaugummis und als Überzugsmittel.

Weitere wichtige Angaben für den Einsatz in der Küche

▶ Schmelzbereich: 165 – 168 °C

▶ Löslichkeit in Wasser: 22 g pro 100 g Wasser bei 25 °C

▶ Kaloriengehalt (pro 100 Gramm): 240

Maltit

Maltit empfiehlt sich aus vielerlei Gründen für den Einsatz als Zuckerersatzstoff. Dazu gehören neben seiner nah am Haushaltszucker befindlichen Süßstärke vor allem Eigenschaften beim Verzehr. So verursacht der Zuckeraustauschstoff ein cremiges Gefühl im Mund, was ihn prädestiniert für die folgenden Einsatzgebiete macht:

- Karamellbonbons

- Fondants

- Süßwaren mit Schokoladengeschmack

- Verschiedenste Bäckereiprodukte

Weitere wichtige Angaben für den Einsatz in der Küche

- Schmelzbereich: 144 – 147 °C

- Löslichkeit in Wasser: 152 g pro 100 g Wasser bei 20 °C

- Kaloriengehalt (pro 100 Gramm): 240

Lactit

Lactit ist ein denkbar spektakulärer Zuckeraustauschstoff. Bei ihm wurde – auch wissenschaftlich fundiert – eine positive Wirkung auf die Darmgesundheit beobachtet, weswegen es Verwendung als Präbiotikum findet. Es wird davon ausgegangen, dass der Austauschstoff einerseits das Wachstum gesundheitsfördernder saccharolytischer Bakterien verbessert und andererseits das Wachstum der schädlichen proteolytischen Bakterien hemmt. In Kombination mit dem geringen Schmelzpunkt und der guten Löslichkeit in Wasser ergeben sich somit vielfältige Einsatzgebiete:

- Eiscremes

- Schokoladen

- Kaugummis

- Zuckerreduzierte Konfitüre

Weitere wichtige Angaben für den Einsatz in der Küche

- Schmelzbereich: 98 – 102 °C

- Löslichkeit in Wasser: 133 g pro 100 g Wasser bei 20 °C

- Kaloriengehalt (pro 100 Gramm): 240

Sorbit

Sorbit weist wasserbindende Eigenschaften auf. Dementsprechend entfällt der Großteil seiner Anwendungsbereiche auf Lebensmittelprodukte, die feucht gehalten werden müssen. Dies trifft beispielsweise auf Gebäck und verschiedene Arten von Füllungen zu.

Weitere wichtige Angaben für den Einsatz in der Küche

- ▶ Schmelzbereich: 92 – 96 °C

- ▶ Löslichkeit in Wasser: 235 g pro 100 g Wasser bei 25 °C

- ▶ Kaloriengehalt (pro 100 Gramm): 240

Wussten Sie schon?

Es ist aus vielerlei Gründen üblich, mehrere Zuckerersatzstoffe miteinander zu kombinieren. So gelingt es der Industrie neben den finanziellen Vorteilen im gleichen Zuge bestimmte angestrebte Eigenschaften der Lebensmittel zu erreichen. Auch ist die Kombination von Süßstoffen mit Zuckerersatzstoffen üblich. Die Zuckerersatzstoffe überdecken dann den manchmal gewöhnungsbedürftigen Nachgeschmack bestimmter Süßstoffe.

Zusammenfassung: Wenn abnehmen, dann mit Zuckerersatzstoffen!

Die Gründe für eine Gewichtsreduktion mithilfe von Zuckerersatzstoffen sind weitreichend. Sie reichen von positiven Auswirkungen auf die Gesundheit über einen geringen Kaloriengehalt (Erythrit hat sogar noch weniger Kalorien als alle anderen Zuckeraustauschstoffe), bis hin zu einer Süßkraft, die nahezu keinerlei Auswirkungen auf den Insulinspiegel hat. Außerdem spricht für den Einsatz von Zuckerersatzstoffen, dass diese natürlichen Ursprungs sind. Doch Achtung: Hier bilden Lactit und Maltit eine Ausnahme. Schädliche Auswirkungen bis auf eine abführende Wirkung bei zu hohem Konsum sind bislang nicht erwiesen. Zuckeraustauschstoffe ersetzen stattdessen auf hochwertige Weise den Zucker und machen es dem Konsumenten auf diesem Wege wesentlich einfacher, die Entbehrungen einer Diät zu bewältigen.

Der Zuckerersatz Erythrit im Kurzporträt

Wir beginnen nun, uns mit dem Hauptdarsteller dieses Buches zu befassen: dem Erythrit. Hierzu werfen wir gemeinsam einen Blick auf die grundlegenden Dinge, wozu u. a. die Herstellung sowie die Einsatzbereiche gehören. In diesem Kapitel steht an erster Stelle, Erythrit im Allgemeinen kennenzulernen. Was die näheren Informationen angeht, so werden viele einzelne Themen, die in diesem Kapitel anklingen, im weiteren Verlauf dieses Buches aufgegriffen und ausführlicher behandelt.

Was ist Erythrit?

Erythrit ist eine natürlich vorkommende Substanz, welche sowohl in einzelnen Obstsorten als auch in Käse und Nüssen enthalten ist. Allerdings ist Erythrit dort lediglich in geringen Mengen vorhanden und muss zunächst extrahiert werden. Genau hierin liegt die Herausforderung, die bestimmte Arbeitsschritte in der chemischen Industrie erfordert.

Einmal extrahiert, überzeugt Erythrit mit seinem geringen Kaloriengehalt, der sich mit rund 10 Kalorien pro 100 Gramm zubuche schlägt. Zum Vergleich rufen wir uns die Werte für Zucker in Erinnerung: Hier sind bei reinem Zucker 430 Kalorien pro 100 Gramm gegeben. Doch neben dem geringen Kaloriengehalt sticht in Zusammenhang mit dem Konsum von Erythrit eine weitere positive Eigenschaft hervor: Die Pflege der Zähne bei Karies. Im Gegensatz zum Zucker verstärkt Erythrit Karies nicht, sondern fördert den Erhalt der Zahnmineralisierung, was Karies entgegenwirkt. Aufgrund der kaum stattfindenden Verstoffwechselung lässt Erythrit zudem den Blutzuckerspiegel nicht auf und ab tanzen, was allem voran für Diabetiker und in der Diät zur Vermeidung von Heißhungerattacken nützlich ist.

Dem bisher positiven Eindruck zum Trotz kommt Erythrit nicht ohne Nachteile aus. So ist die Süßkraft um knapp 30 % geringer als die von Zucker. Folglich sind größere Dosen des Zuckerersatzstoffes notwendig, um eine dem Zucker ähnliche Süßkraft zu erreichen. Dies birgt die Gefahr von Überdosierungen, die Ursache für Verdauungsprobleme sein können.

Die Vor- und Nachteile auf einen Blick:

▶ Zahnpflege bei Karies

▶ Geringer Kaloriengehalt

▶ Keine negativen Auswirkungen auf den Blutzuckerspiegel

▶ Bei Überdosierung drohen Verdauungsprobleme

Wie wird Erythrit hergestellt?

Bei der Herstellung von Erythrit kommen verschiedene Verfahren in Frage. An diesem Punkt tut sich ein wichtiges Qualitätsmerkmal auf, denn die jeweilige Herstellungsweise definiert, wie hochwertig das Erythrit-Produkt wird. Eine denkbar aufwendige Herstellung ergibt sich aus der Hydrierung von Weinsäure.

Der geringeren Kosten und Dauer wegen setzt die Lebensmittelindustrie auf einfachere Verfahren. Hierbei wird die Stärke aus Mais oder Weizen genommen, um daraus Traubenzucker zu gewinnen. Dieser Traubenzucker wiederum wird durch Hefe vergoren. Es entsteht ein fermentiertes Gemisch, welches erhitzt und eingekocht wird, um die Hefen und Bakterien abzutöten. Daraus bilden sich Erythrit-Kristalle, die mehrmals gereinigt, aufgelöst und gefiltert werden. Diese sich wiederholende Vorgehensweise bewirkt, dass am Ende alle Verunreinigungen entfernt sind und reine Kristalle als Endprodukt erscheinen. Diese reinen Kristalle sind es, die als Zuckerersatz Erythrit in den Läden erwerblich sind. Insgesamt wird an Erythrit nichts verändert und dem Zuckerersatzstoff nichts zugesetzt, sodass es sich um einen natürlichen Stoff handelt.

Worin unterscheidet sich Erythrit im Vergleich zu Zucker?

In der Antwort auf diese Frage liegt ebenso die Antwort auf die Frage, wieso Erythrit unter gesundheitlichen Aspekten besser als Zucker ist. Dabei treten vier klare Unterschiede zum Zucker hervor:

▶ Kalorien & Nährwerte

▶ Wirkung auf den Blutzuckerspiegel

▶ Zahnfreundlichkeit

▶ Geschmack

Kalorien & Nährwerte

Mit gerade einmal 0,2 Kalorien pro Gramm Erythrit ist der Zuckeraustauschstoff ein echter Kaloriensparer. Demgegenüber stehen die 4,3 Kalorien pro einem Gramm Zucker. Auch andere Zuckeraustauschstoffe, wie beispielsweise Xylit mit einem Gehalt von 2 Kalorien auf ein Gramm, schneiden im Vergleich zu Erythrit deutlich schlechter ab. Dabei zeichnet Erythrit nicht der geringe Gehalt an Kohlenhydraten aus, sondern deren Art. Denn es handelt sich um Zuckeralkohole, von denen lediglich 10 % verstoffwechselt werden. Somit müssen Sie sich bei kohlenhydratreduzierten Diäten bei einem Blick auf die Nährwerte von Erythrit keine Sorgen machen. Weil die enthaltenen Kohlenhydrate größtenteils nicht verwertet werden, eignen sie sich einwandfrei für kohlenhydratlimitierte Ernährungsformen.

Wirkung auf den Blutzuckerspiegel

Zucker ist als simpel aufgebautes Kohlenhydrat dadurch gekennzeichnet, dass es schnell ins Blut schießt. Der erhöhte Blutzuckerspiegel fällt jedoch schnell wieder ab, was Heißhungerattacken fördert. Neben den Heißhungerattacken ist der schwankende Blutzuckerspiegel verantwortlich für die Entstehung der Zuckerkrankheit Diabetes. Diese Problematik ist beim Zuckeralkohol Erythrit nicht gegeben, da er kaum am Stoffwechsel teilnimmt. Grund hierfür ist seine komplexe biochemische Struktur. Diese hat günstige Auswirkungen auf Blutzucker und Insulinausschüttung zur Folge.

Die Verstoffwechslung des Zuckerersatzes gestaltet sich wie folgt:

1. Einnahme und Vermischung mit dem Speichel sowie den im Speichel enthaltenen Verdauungsenzymen
2. Weitere Passage bis in den Magen, wo die Nährstoffe angesammelt und in kleinen Intervallen an das Darmsystem weitergeleitet werden
3. Lediglich 10 Prozent werden im Dünndarm abgebaut und zu Glukose verarbeitet
4. 90 Prozent der Bestandteile werden über die Nieren ausgeschieden

Wussten Sie schon?

Im letzten Schritt unterscheidet sich Erythrit erheblich von Xylit und einigen weiteren Zuckeraustauschstoffen. Denn durch die Ausscheidung über die Nieren hat Erythrit den Vorteil, dass selbst bei höherem Konsum die Wahrscheinlichkeit von Blähungen und Durchfall gering ist. Diese Wahrscheinlichkeit wiederum ist bei den anderen Zuckerersatzstoffen höher, da sie eine komplexere Struktur aufweisen und nicht verdaut werden können. Sie landen deswegen im Dickdarm, wo sie durch die Wirkung von Bakterien fermentieren, was wiederum Gasbildung mit der Folge von Blähungen und Durchfall fördert.

Durch diese Art der Verstoffwechslung bietet sich Diabetikern und Personen, die auf ihren Blutzuckerspiegel Rücksicht nehmen möchten, die Chance, mit Erythrit Speisen wirkungsvoll und ohne die Folge von Blutzuckerschwankungen nach dem Konsum zu süßen.

Zahnfreundlichkeit

Der äußerst interessante Aspekt der Zahnfreundlichkeit von Erythrit ist leider nur bedingt erforscht. Unter den positiven Wirkungen sind die folgenden bereits erwiesen:

▶ Erhalt & Verbesserung der Zahnmineralisierung

▶ Geringere Produktion der schädlichen Milchsäure

Wohl kaum eine Zahnerkrankung steht derart stark in Verbindung mit dem Konsum von Zucker, wie Karies. Karies verursacht Zahnfäule und Löcher in Zähnen, was gar zur Entfernung von Zähnen führen kann. Dementsprechend nimmt die Prävention von Karies eine sehr große Rolle ein, was durch Erythrit auf vielfachen Wegen erfolgt.

Erhalt & Verbesserung der Zahnmineralisierung

Erythrit regt die Speichelproduktion an. Zugleich bindet es das im Speichel befindliche Kalzium, wozu es als Komplexbildner in der Lage ist. Die Komplexbildung macht das Kalzium länger verfügbar, was dazu führt, dass reichlich Mineralien verfügbar sind, um die Zahnmineralisierung zu fördern. Auch ist eine Remineralisierung bei Zahnschmelz möglich, welcher bereits Kariesläsionen aufweist.

Geringere Produktion der schädigenden Milchsäure

Der Zahnschmelz wird durch die Mineralisierung nicht nur verhärtet und gegen Kariesbakterien geschützt. Zusätzlich werden die Bakterien direkt in ihrer Wirkung und ihrem Wachstum gehemmt. Dies ist der Tatsache zu verdanken, dass die Kariesbakterien Erythrit nicht abbauen können und somit keine schädigende Milchsäure entsteht, die das Zahnfleisch angreift. Dies ist bei Haushaltszucker hingegen der Fall.

Hinweis!

Neben diesen beiden erforschten Aspekten gibt es allerdings noch zahlreiche weitere gesundheitliche Vorteile für die Zähne, die Erythrit mit sich bringen soll. Weitere Forschungen bleiben mit Spannung abzuwarten. Es ist davon auszugehen, dass mit zunehmender Popularität von Erythrit, wesentlich mehr Forschungen in diesem Bereich stattfinden werden.

Geschmack

Da Geschmack subjektiv ist und ihn somit jede Person anders wahrnimmt, lässt sich an dieser Stelle nicht viel Eindeutiges postulieren. Dass der Geschmack von Erythrit von dem des Zuckers abweicht, ist eine Tatsache. Zum einen ist der Geschmack aufgrund der geringeren Süßkraft weniger intensiv, zum anderen tritt ein leicht kühler Nachgeschmack ein. Allerdings ist dieser kühlende Nacheffekt keineswegs als unangenehm einzustufen. Stattdessen ist vielmehr individuell zu beurteilen, wie er ankommt. Bei Speiseeis und kalten Puddings kommt der Nachgeschmack verstärkt gut an.

Erythrit in der Praxis

Vor und während des Praxiseinsatzes von Erythrit verbleiben folgende Fragen:

- ▶ Wie teuer ist der Zuckerersatz?
- ▶ Welche Einsatzbereiche bieten sich an?
- ▶ Was ist die maximal erlaubte Dosis?

Punkt 1: Der Kostenfaktor – Durch enormen Mehrwert gerechtfertigte Preise

Vom Preis her erwartet Sie ein weitaus kostspieligeres Unterfangen als im Falle von Zucker. Dem aufwendigen Herstellungsprozess von Erythrit ist es geschuldet, dass die Preise höher ausfallen. Allerdings wäre es ziemlich unsinnig, nur den bloßen Preis zu betrachten, da in eine Kaufentscheidung noch viele weitere Aspekte einfließen. So rechtfertigt beispielsweise der hohe Produktionsaufwand, aber ebenso der enorme Mehrwert für Ihre Gesundheit durch Erythrit, die Kosten. Selbst wenn Sie das nicht überzeugt, kommt noch ein weiterer wichtiger Punkt hinzu: Beachten Sie, dass Sie Zuckerersatzstoffe in den verschiedensten Rezepten nur in geringen Mengen benutzen! Dies bedeutet, dass der auf den ersten Blick hohe einmalige Betrag sich dadurch relativiert, dass Sie einen langfristigen Nutzen von dem Zuckerersatz haben.

Punkt 2: Die Einsatzbereiche – Fast ansatzlos wie bei Zucker

Dieser Punkt ist schnell abgehandelt, da es kaum Änderungen im Vergleich zur Vorgehensweise mit Zucker gibt: Einzig bei der Löslichkeit in Wasser weist Erythrit Defizite auf, wie Sie im Praxiskapitel näher erklärt bekommen. Ansonsten lässt es sich beim Backen und Kochen wie Zucker verwenden. Lediglich die geringere Süßkraft muss bedacht werden. Hierfür gibt es zwei Lösungen: Entweder Sie gewöhnen sich an die geringere Süßkraft oder Sie nehmen höhere Dosen als es beim Kochen und Backen mit Zucker der Fall war.

Punkt 3: Die Maximaldosis – Unter 50 Gramm in Einzeldosen bleiben

Die einzig verfügbare und fundierte Studienlage zeigt, dass 1 Gramm Erythrit pro Kilogramm Körpergewicht und je Gericht noch gut verträglich sind. Jedoch gibt es reichlich Erfahrungsberichte, die diese Menge als zu hoch bezeichnen, da Unverträglichkeiten wie Blähungen und Übelkeit auftraten. Da dies Einzelfälle sind, die von jedem Individuum abhängen, halten Sie sich am besten an die folgende Abfolge, wenn Sie mit der Nutzung von Erythrit anfangen:

1. Ersetzen Sie Zucker schrittweise durch Erythrit.
2. Legen Sie zunächst die 50 Gramm Erythrit als Maximaldosis pro Speise fest.
3. Sollten nach Schritt 2 keine Unverträglichkeiten auftauchen, dann können Sie gern auf 1 Gramm Erythrit pro Kilogramm Körpergewicht und je Speise hochgehen.

Hinweis!

Natürlich bedeutet „pro Speise" nicht, dass Sie mehrere Speisen in kurzen Abständen essen. Lassen Sie zwischen den Speisen immer mehrere Stunden Zeit, wie es bei normalen Mahlzeiten der Fall ist. Achten Sie zudem darauf, dass nicht jede Mahlzeit des Tages gesüßt werden muss. Alles in allem liegt es – damit keine Unverträglichkeiten auftauchen – in Ihrer Verantwortung, ein gesundes Ausmaß des Konsums von Erythrit zu finden. Die angegebenen Zahlen und Mengen für die Maximaldosis sind dabei nur als hilfreiche Anhaltspunkte zu verstehen.

Weitere interessante Fakten rund um Erythrit

Zusätzlich zu den in diesem Kapitel vermittelten Informationen vereint Erythrit noch weitere interessante Eigenschaften, auf die nun hingewiesen wird. Werfen Sie in die wissenswerten Top 3 einen Blick und Sie werden sicher erstaunt sein!

Giftig bei Tieren und perfekt als Haushaltsinsektizid

Scheinbar sind wir Menschen unter wenigen Lebewesen auserwählt, in den Genuss der Vorzüge durch Erythrit zu kommen. Denn auf Fruchtfliegen wirkt der Zuckerersatz gleichermaßen anziehend wie tödlich. Lösen Sie in einem Glas Wasser oder einer Schüssel Wasser – je nachdem, wie groß Ihr Fruchtfliegenbefall ist – reichlich Erythrit auf. Sie werden merken, dass die Fruchtfliegen dort hinfliegen, aber dieser Ausflug für sie der letzte ist, weil sie im Erythrit sterben. So hat sich das Erythrit in einigen Kreisen den Namen eines wirksamen Haushaltsinsektizides erarbeitet.

Außerdem Vorsicht bei Haustieren und anderen Tieren: Hier wirkt Erythrit giftig! Grund dafür sind fehlende Enzyme bei den Tieren, die der Verdauung im Wege stehen. Stattdessen kommt es zu folgenden Gefahren:

- ▶ Schädigungen der Leber
- ▶ Hohe Insulinausschüttung
- ▶ Absinkender Blutzuckerspiegel

Es kann bei Hunden gar zu tödlichen Folgen kommen, die bereits bei geringen Mengen von 5 Gramm Erythrit zu Tage treten.

> *Tipp!*
>
> Ein akuter Notfall infolge des Erythrit-Konsums zeichnet sich bei Hunden und anderen Tieren dadurch aus, dass Symptome wie Schwäche, Koordinationsschwierigkeiten und Krämpfe auftreten. In diesem Fall ist der sofortige Gang zum Arzt erforderlich. Alternativ eignet sich die Gabe einer Zuckerlösung als Erste-Hilfe-Maßnahme.

Hilfe bei Mittelohrentzündungen

Drei Studien aus Finnland wollen nachgewiesen haben, dass durch mit Xylit gesüßtes Kaugummi die Wahrscheinlichkeit für Mittelohrentzündungen sinkt. Da Xylit in vielerlei Hinsicht mit Erythrit vergleichbar ist und die folgende Theorie ebenso auf Erythrit anwendbar ist, werden auch Erythrit potenzielle Fähigkeiten zur Prävention von Mittelohrentzündungen zugesprochen. Grund für die Wirkung von Xylit und Erythrit sei, dass weniger Bakterien aus dem Mundraum über die eustachische Röhre ins Mittelohr gelangen würden. Die Studien aus Finnland fanden mit 1.800 Kindern als Teilnehmern statt. Es zeigten sich bei der Gruppe mit xylithaltigem Kaugummi 25 % weniger Mittelohrentzündungen über einen Zeitraum von zwei bis drei Monaten als bei der Gruppe, die Placebos zu sich nahm. Bei einer bereits existierenden Mittelohrentzündung seien die Zuckeraustauschstoffe allerdings keine Hilfe mehr, so die Studienerkenntnisse.

Erythrit auch ein Antioxidans?

Antioxidantien sind Wirkstoffe, die freie Radikale hemmen. Freie Radikale schädigen üblicherweise Zellen und Strukturen im Körper. Sie sind potenzielle Verursacher von Krebserkrankungen. Erythrit wird vereinzelt zugesprochen, den oxidativen Stress im Körper zu senken.

Zusammenfassung: Es gibt viele Zuckerersatzstoffe, doch idealerweise ist Erythrit die erste Wahl

In der reichhaltig besetzten Landschaft der Zuckerersatzstoffe und Süßstoffe positioniert sich Erythrit durch seine Kalorienarmut ausgezeichnet. Die zusätzlichen Mehrwerte für die Gesundheit durch die ausbleibenden Blutzuckerschwankungen sowie die positive Wirkung auf die Zahngesundheit sprechen eine ebenfalls klare Sprache für Erythrit. Demgegenüber sind eventuelle Nebenwirkungen im Bereich der Verdauung sowie der höhere Preis im Vergleich zum Zucker lediglich eine Randnotiz. Da Erythrit zudem in der Küche nahezu gleich anwendbar ist und dem Zucker ähnliche Eigenschaften beim Kochen und Backen mit sich bringt, stellt er eine unkomplizierte Umgewöhnung dar.

Einsatzbereiche für Erythrit

Bereits die Hersteller verwenden Erythrit reichhaltig in Lebensmittelprodukten, die kalorienreduziert auf den Markt kommen. Denn der Zuckerersatz ist flexibel einsetzbar, hält den verschiedensten Bedingungen stand und erfüllt obendrein die vielfältigsten Funktionen. In diesem Kapitel erfahren Sie, welche Einsatzbereiche es generell für Erythrit gibt. Zudem stellen wir Ihnen diese Einsatzbereiche näher vor. Hier werden Sie bereits einen ersten Eindruck davon erhalten, wie Sie persönlich Erythrit einsetzen können. Allerdings werden wir uns dem Einsatz von Erythrit erst im folgenden Kapitel wirklich praxisbezogen widmen. Dort werden Sie lernen, wie Sie in der Küche mit dem Zuckerersatz arbeiten.

Wozu lässt sich Erythrit einsetzen?

Erythrit ersetzt in allererster Linie Zucker als Süßungsmittel. Doch das ist nicht alles. Denn je nach Zuckeraustauschstoff variieren die genauen Einsatzbereiche. Sie haben bereits einen Eindruck davon erhalten, als Sie erfahren haben, dass einige Süßungsmittel beispielsweise nicht hitzebeständig sind. So, wie es bei den anderen Süßungsmitteln der Fall ist, hat auch Erythrit seine Möglichkeiten und Grenzen. In den folgenden Abschnitten erfahren Sie die vielfältigen Einsatzmöglichkeiten:

- ▶ Komplexbildner
- ▶ Trägerstoff
- ▶ Feuchthaltemittel
- ▶ Stabilisator
- ▶ Geschmacksverstärker
- ▶ Füllstoff
- ▶ Verdickungsmittel

Komplexbildner

Schwermetall-Ionen sind in bestimmten Lebensmitteln ein Problem, weil sie zu Fäulnisbildung beitragen können. Dies tun sie durch eine Beschleunigung der Oxidationsprozesse. Komplexbildner haben die Fähigkeit, diese Schwermetall-Ionen chemisch zu binden, womit sie diese unschädlich machen. Zudem sind Komplexbildner in der Lage, Antioxidantien bei deren Wirkung zu unterstützen. Eine chemische Maskierung der Komplexbildner sorgt dafür, dass der ursprüngliche Geschmack und das Aroma der jeweiligen Lebensmittel gleichbleiben. Man verwendet Komplexbildner meistens in Kombination mit Konservierungsstoffen. Außerdem machen sich auch Waschmittelhersteller sowie die Pharmaindustrie die Wirkung der Komplexbildner zunutze.

Trägerstoff

Trägerstoffe dienen der physikalischen Verbindung anderer Trägersubstanzen. Sie haben dabei normalerweise keinerlei Auswirkungen auf den Geschmack der Lebensmittel. Eine Kennzeichnung auf Lebensmittelverpackungen ist nicht erforderlich, allerdings müssen Trägerstoffe zunächst geprüft und zugelassen werden, ehe die Lebensmittelindustrie diese verwenden darf. Einsatzbereiche für Trägersubstanzen sind z. B. Desserts, Süßwaren, energiereduzierte Lebensmittel, Backwaren und Saucen.

Feuchthaltemittel

Feuchthaltemittel verhindern, dass Lebensmittel im Kontakt mit der Umgebungsluft austrocknen. Dazu tragen sie einerseits bei, indem sie Feuchtigkeit in den Lebensmitteln binden und andererseits, indem sie die Feuchtigkeit aus der Umgebungsluft aufnehmen. Feuchthaltemittel sind bei Backwaren häufig gefragt. Zudem nutzt man sie bei Süßigkeiten, damit der Zucker nicht auskristallisiert. Wie wir bereits gelernt haben, hat die Bindung von Wasser jedoch zur Folge, dass die Feuchthaltemittel abführend wirken, da sie den Nahrungsbrei im Darm aufblähen.

Stabilisator

Bereits der Name dieser Substanzen zeigt, was ihre Aufgabe ist: Sie verleihen den Lebensmitteln Stabilität. Diese Stabilität bezieht sich auf die Konsistenz und

Zusammensetzung der Lebensmittel. Außerdem beugen die Stabilisatoren bei Lebensmitteln mit Farbstoffen – dann werden sie als Antioxidationsmittel bezeichnet – einer Zersetzung der Farbstoffe vor. Es gibt eine Vielzahl an Stabilisatoren. Aufgrund der Vielfalt sowie des Eigengeschmacks von Erythrit werden dem Zuckeraustauschstoff andere Stabilisatoren in Lebensmitteln vorgezogen.

Geschmacksverstärker

Ebenso gibt es viele Geschmacksverstärker, die jedoch allesamt begrenzte Fähigkeiten haben. Was ein Geschmacksverstärker überhaupt ist, lässt sich bereits aus dessen Bezeichnung erschließen. Er dient dazu, den Geschmack einzelner Lebensmittel zu verstärken. Die begrenzten Fähigkeiten gehen dabei daraus hervor, dass die Geschmacksverstärker nur bestimmte Geschmäcker verstärken können. Sind es beispielsweise beim Zusatzstoff Mononatriumglutamat wenigstens die Geschmäcker bei gesalzenen und herzhaften Speisen, ist Erythrit nur in der Lage, süße Geschmäcker zu unterstützen. Hinzu kommt, dass Geschmacksverstärker einen häufig klaren Eigengeschmack haben, weswegen der echte Geschmack eines Lebensmittels verfälscht wird.

Dennoch haben Geschmacksverstärker ihre Berechtigung:

▶ Um bei länger haltbaren Lebensmitteln den nachlassenden Geschmack zu kompensieren, setzen die Lebensmittelhersteller Geschmacksverstärker zu.

▶ Geschmacksverstärker sind – wenige Personen mit Unverträglichkeiten ausgenommen – gesundheitlich unbedenklich.

Wie Sie als Verbraucher mit diesen Informationen umgehen, bleibt Ihnen überlassen. Sie werden mit Erythrit als Geschmacksverstärker dann in Berührung kommen, wenn es darum geht, ihn als Zuckerersatz zum Süßen zu benutzen. Ansonsten ist Erythrit, auch in der Industrie, in der Rolle des Geschmacksverstärkers nicht einsetzbar.

Füllstoff

Bei Füllstoffen handelt es sich um Mittel, die das Volumen von Lebensmitteln vergrößern. Dabei liefern sie allerdings wenig bis gar keine Energie. Folglich kommen sie vermehrt bei energiereduzierten Lebensmitteln zum Einsatz. Einer der bekanntesten Füllstoffe ist die pflanzliche Cellulose. Dies ist ein Ballaststoff, der bereits Pflanzen ihre reißfesten Fasern verleiht und sie stützt. Ein Füllstoff lässt mit seinen Eigenschaften – wie im Falle von Cellulose – die Sättigung schneller eintreten und verbessert zudem die Verdauung. Erythrit eignet sich in erster Linie als Füllstoff bei Produkten, die gesüßt werden und trotzdem kalorienarm bleiben sollen.

Verdickungsmittel

Verdickungsmittel sind unter mehreren Bezeichnungen bekannt. So bezeichnet man sie auch als Geliermittel und Bindemittel. Ihre Aufgabe besteht darin, den Lebensmitteln eine bestimmte Konsistenz zu geben. Geliermittel sind häufig in der Küche verwendete Stoffe. Allerdings ist Erythrit weniger typisch. Stattdessen setzt man – je nach Anwendungsgebiet – auf die folgenden Stoffe bzw. Lebensmittel:

- ▶ Eigelb
- ▶ Mehlbutter
- ▶ Pektin
- ▶ Gelatine
- ▶ Stärke

Gelier- und Verdickungsmittel binden Wasser und setzen auf diesem Wege den Nährwert herab. Sie finden daher in Light-Produkten mit geringerem Kaloriengehalt des Öfteren Anwendung, wobei Hersteller gesetzlich verpflichtet sind, deren Gehalt als Lebensmittelzusatzstoff anzugeben. Viele Gelier- und Verdickungsmittel sind zudem der Gruppe der Ballaststoffe zugeordnet, da sie von den Verdauungsenzymen des Menschen nicht abgebaut werden können.

Sind der Anwendung von Erythrit Grenzen gesetzt?

Die größte Grenze bildet wohl der Geschmack von Erythrit, womit Erythrit aber nicht allein dasteht. Denn bis heute wurde kein Zuckerersatz gefunden bzw. geschaffen, der geschmacklich 1:1 dem Zucker gleicht. Bei den Zuckerersatzstoffen kommt als großer Unterschied noch der kühlende Nachgeschmack hinzu. Dementsprechend ist es wichtig, die Erwartungen an Erythrit anzupassen. Folgende drei Grenzen stechen beim Erythrit-Einsatz hervor:

▶ Geschmack

▶ Sirup-Herstellung

▶ Karamellisierung

Geschmack nie 1:1 wie bei Zucker

Vom Geschmack her haben Sie die Möglichkeit, Erythrit anstelle von Zucker in den einzelnen Rezepten in derselben Menge zu verwenden. Sie werden dann aber nicht den gleichen Geschmack erhalten. Demzufolge weichen Sie darauf aus, mehr Erythrit zu verwenden, damit die Süßkraft des Zuckers erreicht wird. Dies hat jedoch zur Folge, dass das Erythrit die Flüssigkeit bindet, welche dann im Lebensmittel fehlt. Durch die Zugabe neuer Zutaten muss dieser Feuchtigkeitsverlust kompensiert werden. Oder Sie setzen dem Erythrit andere Zuckeraustauschstoffe zu, die weniger feuchtigkeitsbindend sind. Doch dann wird der Geschmack immer noch nicht mit dem des Zuckers vergleichbar und leicht kühlend sein.

Sie merken womöglich, dass wir uns im Kreis drehen. Denselben Geschmack wie bei einem Rezept mit Zucker werden Sie also durch den Erythrit-Einsatz nicht erlangen. Dafür allerdings haben Sie zwei Lösungsmöglichkeiten für das Dilemma:

1. Sie nutzen Erythrit in derselben Menge wie Zucker und nehmen die um 30 % verringerte Süßkraft in Kauf.
2. Sie nehmen sich speziell für den Erythrit-Einsatz konzipierte Rezepte vor, die durch die Ausrichtung auf Erythrit und die Kombination mit passenden Lebensmitteln einen optimalen Zuckerersatz darstellen.

Kein Sirup möglich

Die Löslichkeit Erythrits in Wasser ist sehr gering. Sie liegt bei knapp 10 Gramm pro 100 Gramm Wasser. Dementsprechend lässt sich ein Sirup nur solange mit Erythrit herstellen, wie er warm ist, was mit den Eigenschaften von Erythrit im Hinblick auf die Löslichkeit in Wasser und anderen Flüssigkeiten zu tun hat. Setzt der Kühlprozess ein, können Sie direkt vor Ihren Augen Schritt für Schritt sehen, wie sich Kristalle aus dem Erythrit bilden.

Karamellisierung nicht möglich

Was wäre eine schöne Creme Brulée bloß für ein Vergnügen! Aber leider nicht mit Erythrit als hauptsächliches Süßungsmittel... Das Problem von Erythrit nach der Karamellisierung besteht darin, dass es sich nach und nach in seinen festen Ausgangszustand zurückversetzt. Dies ist dem hohen Schmelzpunkt geschuldet. Nach einer Minute wird es bröselig und nicht mehr cremig und nach einigen weiteren Minuten kristallisiert es wieder aus.

Tipp!

Alternativen, mit denen sich die genannten Prozesse umsetzen lassen, sind unter den Zuckeraustauschstoffen Maltit für Karamellisierungen sowie Lactit, Sorbitol und Mannit für Sirupe.

Zusammenfassung: Vielfältige Einsatzmöglichkeiten bei wenigen Einschränkungen

Die Einschränkungen für Erythrit, was dessen Einsatzbereiche anbelangt, halten sich stark in Grenzen. Stattdessen ist Erythrit bei den wichtigsten Anwendungsgebieten in der Küche im Rahmen einer zuckerarmen Diät einwandfrei einsetzbar: Ob zum Kochen, Backen oder Süßen kalter Speisen. Damit sind wir direkt beim Thema des nächsten Kapitels angekommen – nämlich dem praktischen Einsatz von Erythrit in Ihrer Küche.

Praktischer Einsatz von Erythrit in der Küche

Bereits das letzte Kapitel hat Sie auf den Einsatz von Erythrit eingestimmt. Allerdings waren die dortigen Informationen genereller Natur. Es fanden sich viele Einsatzbereiche, die nur in der Industrie zur Debatte stehen. In diesem Kapitel erwarten Sie sehr praxisnahe Tipps: Sie erhalten Hinweise zum Einsatz von Erythrit in der alltäglichen Küche. Wir beginnen von Grund auf beim Kauf möglichst hochwertigen Erythrits, setzen die Erkenntnisse mit der direkten Anwendung fort und schauen uns abschließend geeignete Lebensmittel und Gerichte an, die mit Erythrit harmonieren.

Wo ist Erythrit erhältlich?

Erythrit ist sowohl online als auch offline käuflich. Da es sich hier zudem um ein natürliches Produkt handelt, erschließen sich zahlreiche Anlaufstellen für den Kauf.

Beginnen wir mit der hochwertigsten Anlaufstelle: der Bio-Laden bzw. Bio-Supermarkt sowie die Reformhäuser. Hierher führt Sie der Weg immer dann, wenn Sie sich Lebensmittel mit der höchsten Qualität beschaffen möchten. Während in anderen Läden reines Erythrit manchmal nicht einmal erhältlich ist und es sich häufig um Mischungen mit Süßstoffen oder anderen Zuckerersatzstoffen handelt, erwarten Sie in Bio-Läden und im Reformhaus meistens sogar mehrere Produkte. Neben den üblichen Mischungen mit anderen Stoffen ist hier ebenso reines Erythrit vorhanden. Zudem bringt der Kauf im Bio-Supermarkt oder Reformhaus noch einen weiteren wichtigen Vorteil mit sich: Viele Rezepte mit Erythrit enthalten noch andere Lebensmittel als Zutaten, die in gängigen Supermärkten nicht zu kaufen sind. Durch den Einkauf im Bio-Markt sowie Reformhaus erhalten Sie diese Zutaten jedoch sicher: von Mandelmehl über Haselnuss-Mus bis hin zu Kokosraspeln.

Weitere Möglichkeiten, Erythrit zu kaufen, sind im Internet gegeben. Hier haben Sie eine enorme Vielfalt an Produkten. Doch mit dieser Vielfalt und großen Auswahl geht ein gesteigertes Risiko für qualitative Fettnäpfchen einher. Nehmen Sie aus diesem Grund unter die Lupe, ob es sich wirklich um 100 % reines Erythrit handelt. Berücksichtigen Sie zudem die Versandkosten, die anfallen können. Kalkulieren Sie diese beiden Aspekte ein, dann werden Sie im Internet bei einem umfangreichen Preisvergleich definitiv günstiger wegkommen als im Bio-Markt und im Reformhaus.

Zu guter Letzt die Supermärkte: Hier müssen Sie vorsichtig sein. Denn nicht jeder Supermarkt hat Erythrit in seinem Regal. Sogar bei Marktgiganten wie REWE lässt sich Erythrit nur bedingt in den Filialen auffinden. Drogerien sind schon eher einen Versuch wert.

Hinweis!

Erythrit ist häufig unter anderem Namen erhältlich. Selbst die Angestellten in den Läden wissen oft nicht, um was es sich bei Erythrit handelt. Dementsprechend finden sie die Produkte im Laden nicht auf. Deswegen ist es wichtig, dass Sie auf der Suche nach Erythrit auch nach den folgenden Synonymen Ausschau halten: Xucker Light, LCW, Wiezucker, Sukrin. Doch Vorsicht: Steht nur Xucker da, handelt es sich wiederum um Xylit. Der Zuckeraustauschstoff Erythrit hat in Xucker-Produkten immer das „Light" angehängt, da er kalorienärmer als Xylit ist.

Allgemeine Hinweise zur Anwendung

Mit Erythrit lässt sich einwandfrei backen und kochen. Der kühlende Nachgeschmack wie bei anderen Zuckerersatzstoffen ist zwar vorhanden, aber er hält sich in Grenzen. Trotzdem wird der Süßgeschmack nie dem von Zucker gleichen, weswegen Sie vor der Anwendung auf eine kleine oder – je nach eigenem Geschmack – große Überraschung gefasst sein müssen. Eine weitere wichtige Tatsache ist, dass Erythrit eine geringere Süßkraft als Zucker hat. Um die zum Zucker fehlenden 30 % zu kompensieren, müssen Sie also umrechnen. Damit dies in der Praxis gelingt, hier zwei Beispiele:

Wir gehen von einem angepeilten Zuckergehalt von 100 Gramm in einem Rezept aus. Nun schnappen Sie sich Ihr Erythrit und möchten damit den Zucker ersetzen. Würden Sie einfach 100 Gramm Erythrit nehmen, hätten Sie das Problem, nur 70 % der Süßkraft zu erhalten. Also passen wir die Menge des Erythrits an, indem wir umrechnen. Hierzu dient die folgende Vorgehensweise:

Da Erythrit eine Süßkraft von 70 % hat, wird ihm die Zahl 0,7 zugeordnet. Mit diesen 0,7 dividieren wir nun die 100 % Süßkraft des Zuckers. Also:

100 : 0,7 = 142,86.

So wissen wir nun, dass die benötigte Menge Erythrit bei knapp über 140 Gramm liegt, um die Süßkraft des Zuckers zu erreichen.

Im nächsten Fall liegt in einem Rezept der Zuckergehalt bei 50 Gramm. Da Erythrit – das wird sich nie ändern – wieder 70 % Süßkraft hat, dividieren wir durch die 50 Gramm nun die 0,7. Es ergibt sich:

50 : 0,7 = 71,43.

In diesem Fall liegt die benötigte Erythrit-Menge bei knapp über 70 Gramm.

Wir lernen...

Nachdem wir Erythrit die Zahl 0,7 zugeordnet haben, die die Süßkraft im Vergleich zum Zucker anstelle der Prozente darstellt, haben wir uns eine simple Ausgangsposition zum Errechnen der benötigten Erythrit-Menge erarbeitet. So muss die Zuckermenge in Gramm nur durch die Zahl 0,7 geteilt werden, um daraus die erforderliche Menge an Erythrit in Gramm für das Rezept zu errechnen.

Gehen wir noch einen Schritt weiter, direkt zum Backen: Bedenken Sie, dass das Gebäck beim Einsatz von Erythrit nicht dieselbe Bräune aufweisen wird, wie beim Zucker! Nehmen Sie auch darauf Rücksicht, wenn Sie den Zuckeraustauschstoff benutzen, damit Ihr Gebäck nicht ungenießbar wird.

Zum Einsatz von Erythrit im Rahmen von Getränken: Wie Sie bereits im letzten Kapitel erfahren haben, als über die Herstellung von Sirupen berichtet wurde, wird es mit Erythrit in Getränken schwierig, denn die schlechte Löslichkeit in Wasser bei niedriger Temperatur wirkt einem Getränkegenuss entgegen. Heiße Getränke mit Erythrit sind hingegen kein Problem.

Tipp!

Es gibt einige Personen, die kein Problem darin sehen, dass sich Erythrit schlechter löst. Sie trinken auch gern gesüßte Getränke mit den kleinen Kristallen. Von daher ist alles Geschmackssache, sodass der eigene Versuch am aufschlussreichsten ist.

Einen Sonderfall bilden alkoholische Getränke. Hier lässt sich der Nutzen von Erythrit in Frage stellen. Natürlich süßt der Austauschstoff ebenfalls, doch alkoholische Getränke enthalten meistens ohnehin viel Zucker durch den Fruchtgehalt, wenn es sich um Cocktails handelt, oder bereits viele leere Kalorien durch den bloßen Alkohol. Außerdem ist bei vielen Cocktails der Geschmack des charakteristischen Rohrzuckers unverzichtbar. Deswegen sei die Empfehlung ausgesprochen, alkoholhaltige Getränke nur in Maßen zu genießen. Wenn Sie genossen werden, dann aber der Authentizität des Geschmacks wegen in ihrer herkömmlichen Rezeptur – ohne Erythrit.

Probleme & Fragen, die beim Einsatz von Erythrit aufkommen

Wir widmen uns in diesem Kapitel einigen abschließenden Fragen, die häufig beim Einsatz bzw. vor dem Einsatz von Erythrit aufkommen. Dabei geht es nicht um Anwendungshinweise, denn dazu haben Sie bereits alle erforderlichen Informationen erhalten. Stattdessen geht es um die Auseinandersetzung mit Kritikern von Erythrit und dem Einsatz von Erythrit in Speisen, die über Desserts und Gebäck hinausgehen.

Wieso wird Erythrit von einigen Seiten aus kritisiert?

Tatsächlich ist Erythrit ein von Kritikern häufig beschriebenes Blatt. Diese beziehen sich aber größtenteils auf veraltete Studien, die in den Kapiteln 3 bis 5 erwähnt wurden. Doch Erythrit wurde nicht umsonst als Lebensmittelzusatzstoff zugelassen: Es ist gesundheitlich unbedenklich. Jedwede Studien, die Zuckerersatzstoffe mit der Krebsentstehung in Verbindung bringen, sind also mit Vorsicht zu genießen.

Ein weiterer häufiger Kritikpunkt an Erythrit ist die Unverträglichkeit. Es stimmt: Zuckeraustauschstoffe können bei übermäßiger Einnahme abführend wirken. Doch ist insbesondere bei Erythrit eine allgemein gute Verträglichkeit gegeben. Stellen wir an dieser Stelle einmal die Gegenfrage: Was glauben Sie passiert, wenn Sie sehr viel Obst auf einmal essen? Zweifelsohne wird hier auch eine abführende Wirkung eintreten.

Noch ein Kritikpunkt: Erythrit sei nicht natürlich, heißt es vereinzelt. Es sei ein Stoff, der aus Pflanzen extrahiert werde. Aber wie wird Erythrit extrahiert? Mittels natürlicher Prozesse! Es findet eine Gärung statt. Dem Zuckeraustauschstoff wird nichts zugesetzt. Natürlich gibt es Produkte, die Erythrit und zusätzlich zugesetzte Süßstoffe enthalten.

Hier müssen Sie beim Kauf darauf Rücksicht nehmen, reines Erythrit zu kaufen. Dieses ist dann aber absolut natürlich.

Um letzten Endes noch einen Kritikpunkt der Deutschen Gesellschaft für Ernährung (DGE) aufzugreifen: Hier heißt es, dass Zuckeraustauschstoffe süß sind, und Süße mit Süße zu bekämpfen, keine gute Strategie zum Abnehmen oder zur Einhaltung einer gesunden Ernährung sei. An dieser Stelle müssen Sie selbst abwägen, wie Sie es halten. Aber da Sie dieses Buch lesen, möchten Sie offensichtlich nicht auf Süßes verzichten. Wenn Sie nun in Form von Erythrit einen ausgezeichneten Zuckerersatz erhalten, der noch dazu auf die Gesundheit der Zähne eine nachweislich positive Wirkung hat und kaum Kalorien enthält, dann ist das ihr gutes Recht.

Wir lernen...

Kritik gibt es, doch erweist sich diese bei näherer Erörterung und aus objektivem Standpunkt heraus als nicht berechtigt. Alles in allem bietet Erythrit jenen Personen, die Süßes ohne negative Folgen essen möchten, bei einem geregelten Konsum die besten Voraussetzungen für eine nachhaltige Gewichtsabnahme.

Lässt sich Erythrit auch bei Gerichten und Speisen einsetzen?

Schaut man sich die Rezepte im Internet an, so zielt der Großteil darauf ab, Erythrit im Rahmen von Desserts, Gebäck und Süßwaren zu verwenden. Exakt hier liegt nämlich die bestechende Wirkung von Erythrit. Doch neben den genannten Bereichen eignet sich Erythrit auch sehr gut zum Einsatz in Saucen.

Tatsächlich sind fertige Saucen eine sehr große Zuckerfalle, wie Sie im Bonusmaterial kennenlernen werden. Eine eigene Herstellung von Saucen ohne Zucker bietet die Möglichkeit, bei jedem warmen Hauptgericht sehr viele Kalorien einzusparen. Zudem reduzieren zuckerfreie Saucen die Barrieren, die es üblicherweise bei vielen zucker- und kohlenhydratlimitierten Diäten gibt. Als Beispiel für Barrieren sei hier die Sommerzeit angeführt: In dieser Zeit ist eine häufige gesellschaftliche Aktivität das Grillen, wozu in der Regel eine Sauce gereicht wird. Erythrit ermöglicht Ihnen eine Vielfalt an Saucen, mit der Sie das Grillen genussvoll und vielseitig gestalten können. Rezepte für eine Barbecue-Sauce und eine Sweet-Chili-Sauce finden Sie im zugehörigen Kochbuch.

Also ist alles in allem der Einsatz von Erythrit auch im Rahmen fleischhaltiger oder gemüsereicher Speisen sehr gut und stimmig möglich, um den jeweiligen Saucen eine süße Note zu verleihen!

Wie unbedenklich ist Erythrit bei Unverträglichkeiten?

Bestimmte Unverträglichkeiten gegen Zutaten sind heutzutage keine Randerscheinung. So gibt es Menschen, die an Zöliakie, Diabetes sowie Fruktose- und Laktose-Intoleranzen leiden, um nur einige Beispiele zu nennen. Hierzu seien kurz und knapp die folgenden Einschätzungen gegeben:

▶ Erythrit enthält keine Fruktose und wird im Körper ebenso wenig zu Fruktose umgewandelt, was beispielsweise bei Xylit wiederum der Fall ist.

▶ Erythrit ist frei von Gluten (Zöliakie ist die Glutenunverträglichkeit) und zudem frei von Laktose.

▶ Bleibt abschließend noch der Aspekt Diabetes, wobei schon reichlich Stellung dazu bezogen wurde, dass Erythrit vom Insulin unabhängig verstoffwechselt wird und somit für Diabetiker der ideale Zuckerersatz ist. Damit wäre auch diese Sache geklärt.

Hinweis!

An dieser Stelle sei erwähnt, dass keinerlei Garantie für die Unverträglichkeit von Erythrit übernommen wird. Da jeder Körper individuell ist, empfiehlt sich bei nicht gesunden Personen immer die Rücksprache mit dem Arzt. So kann auch das unwahrscheinlichste Risiko vermieden werden.

Zusammenfassung: Simpler Einsatz in der Küche

Sind Sie in der Küche beim Backen und Kochen bereits kampferprobt, dann erwarten Sie kaum Herausforderungen. Bereits durch eine einfache mathematische Berechnung erfahren Sie, wie Sie den Zucker durch Erythrit ersetzen. Somit ist die Bahn nun vollends frei, um in die zuckerreduzierte Diät zu starten.

Der Start in die Diät ohne Zucker

Die bisherigen Artikel haben dem theoretischen Wissensaufbau gedient, indem Sie gelernt haben, was Zucker ist, wieso er zu meiden ist, welche Alternativen es gibt und wieso sich Erythrit empfiehlt. Anschließend spezialisierten wir uns in der Theorie auf Erythrit, wobei bereits erste Praxisbezüge aufkamen, wie z. B. die Einsatzbereiche für den Zuckeraustauschstoff sowie die Information über Läden, in denen es Erythrit zu kaufen gibt. Somit wurden Sie optimal auf die Praxis vorbereitet, die nun in den letzten zwei Kapiteln des Buches erläutert wird. Speziell in diesem Kapitel erhalten Sie einen Einblick darin, wie Sie Erythrit in einen Diätplan integrieren und vor allem, mit welchen Diät- und Ernährungsformen Sie den Stoff kombinieren können.

Die Basics: Elementare Regeln einer jeden Diät

Eine bestimmte Ernährungsform wird nicht automatisch durch das Weglassen von Zucker zur Diät. Anstelle dessen ist es notwendig, bestimmte Grundregeln zu beachten. Diese Regeln erfordern ein bisschen Rechenverstand und Lebensmittelkenntnisse. Glücklicherweise handelt es sich dabei um sehr grundlegende Abläufe, sodass diese schnell erklärt sind und Sie in die Diät starten können. Fangen wir deswegen ohne Umschweife mit dem Wichtigsten an.

Kaloriendefizit als Must-Have einer Diät

Eine Kalorie – korrekt gesprochen nennt man es Kilokalorie; im englischen Sprachraum ist von Joule und Kilojoule die Rede – ist eine Maßeinheit für die Energie, die unserem Körper zur Verfügung gestellt wird und die er verbraucht. Deshalb ist klar:

- ▶ Mehr essen, als man verbraucht, hat eine Gewichtszunahme zur Folge.

- ▶ Halten sich Kalorienzufuhr und -verbrennung die Waage, so wird das Gewicht gehalten.

- ▶ Ist die Kalorieneinnahme geringer als der Verbrauch, so kommt es zur Gewichtsreduktion.

Letzteres ist das Ziel: Relativ einleuchtend ist, dass der Körper bei einem höheren Kalorienverbrauch als der Einnahme die vorhandenen Reserven mobilisieren muss. Dies sind nach dem Verbrauch der eingespeicherten Kohlenhydrate in den Muskeln und der Leber die Fettdepots.

Doch wie erfahren Sie, wie viel Sie verbrennen und wie hoch dementsprechend die Kalorieneinnahme sein muss, um abzunehmen?

Komponente Nr. 1: Der Grundumsatz

Dazu die folgende Rechenarbeit: Zunächst berechnen Sie den Grundumsatz, den Ihr Körper aufweist. Dies ist die Menge an Kalorien, die der Körper bei völliger Ruhe im unbekleideten Zustand, zwölf Stunden nach der letzten Nahrungseinnahme und bei konstanter Außentemperatur von 20 bis 28°C verbraucht, um die Grundfunktionen des Lebens aufrechtzuerhalten. Dazu multiplizieren Sie Ihr Körpergewicht in Kilogramm mit 24 Kalorien. Sollten Sie 100 Kilogramm wiegen, würden dementsprechend 2.400 Kalorien täglicher Grundumsatz das Resultat sein. Denn: 100 Kilogramm x 24 Kalorien/ Kilogramm = 2.400 Kalorien!

Komponente Nr. 2: Der Leistungsumsatz

So weit, so gut. Aber Sie üben im Laufe des Tages Aktivitäten aus, die wiederum zusätzliche Energie in Anspruch nehmen. Selbst bei anscheinend völliger Tatenlosigkeit verbrauchen Sie Energie:

▶ In besonders warmer und besonders kühler Umgebung braucht der Körper Energie, um die eigene Temperatur aufrechtzuerhalten.

▶ Ihr Stoffwechsel samt Verdauung nimmt Energie in Anspruch.

▶ Sie benötigen Energie für geistige Aktivitäten - allem voran das Denken beansprucht viel Leistung, da das Gehirn als zentrale Steuereinheit des Körpers ein regelrechter Kalorienfresser ist.

Alles, was über den Grundumsatz hinausgeht, wird als Leistungsumsatz bezeichnet. Für dessen Berechnung gibt es mehrere Verfahren. Das folgende ist das Einfachste:

Aktivitätslevel	Beispiele für Aktivitäten	Pauschaler Kaloriensatz
Leicht	<ul><li>Bürojob</li><li>Nur das Nötigste</li><li>„Couchpotato"</li></ul>	1/3 des Grundumsatzes
Mittelschwer	<ul><li>Bürojob mit gelegentlichem Gehen</li><li>Häufige Erledigungen im Alltag</li><li>Minimale sportliche Betätigungen</li></ul>	2/3 des Grundumsatzes
Schwerstarbeit	<ul><li>Körperlich betonte Arbeit, zum Beispiel im Lager und auf dem Bau</li><li>Hohes sportliches Pensum</li><li>Servicekräfte und Kellner</li></ul>	3/3 des Grundumsatzes

Gehen wir also von unserer Person mit einem Grundumsatz von 2.400 Kalorien aus, dann ergibt sich für mittelschwere Arbeit ein Leistungsumsatz von 1.600 Kalorien, was bereits sehr hoch ist. In jedem Fall eignet sich diese Herangehensweise zur Bestimmung des Grundumsatzes, um auf einfache Weise ungefähre Anhaltspunkte zu erlangen.

Hinweis!

Eine exakte Bestimmung des Leistungsumsatzes ist nicht möglich, da jeder Tag variiert und sich durch zumindest minimal veränderte Abläufe gegenüber dem jeweiligen Vortag auszeichnet. Aus diesem Grund dient die vorgestellte Methode zur Berechnung des Leistungsumsatzes nur als erster Anhaltspunkt. Alles Weitere wird durch wöchentliches Wiegen und das Versuch-&-Irrtum-Prinzip erprobt.

Komponente Nr. 3: Der Gesamtumsatz

Beim Gesamtumsatz müssen Sie lediglich den Grundumsatz und den Leistungsumsatz durch Addition zusammenrechnen. Dies hat für unser Rechenbeispiel mit der 100 Kilogramm schweren Person, die täglich ungefähr mittelschwere Arbeit verrichtet, insgesamt einen Gesamtumsatz von 4.000 Kalorien zur Folge. Denn: 2.400 Kalorien + 1.600 Kalorien = 4.000 Kalorien.

Lassen Sie sich allerdings von dieser Zahl nicht blenden. Selten haben Personen einen so hohen täglichen Kalorienbedarf. Dies trifft größtenteils auf sehr aktive Sportler zu. In unserem Rechenbeispiel ist es lediglich zu einer so hohen Kalorienausbeute gekommen, weil der Einfachheit halber zur Berechnung ein Ausgangsgewicht von 100 Kilogramm angenommen wurde. Der durchschnittliche tägliche Kalorienbedarf für einen Erwachsenen wird – übrigens auch auf Lebensmittelverpackungen häufig – mit 1.900 bis 2.000 Kalorien pauschal angegeben.

Wussten Sie schon?

Frauen haben bei gleichem Körpergewicht durchschnittlich einen geringeren Kalorienbedarf als Männer. Dies liegt daran, dass Männer hormonell bedingt einen höheren Muskelanteil zu verzeichnen haben. An dieser Stelle gilt es nun zu wissen, dass Muskeln zusätzlich Kalorien verbrennen und somit den Grundumsatz steigern. Also ist Training, welches zum Muskelaufbau führt, eine sehr gute Möglichkeit, die Diät durch eine Steigerung des Grundumsatzes zu beschleunigen.

Wie hoch muss nun das Kaloriendefizit bei einer Diät sein?

Nun – nach der ganzen Rechenarbeit – fehlt als letzter Bestandteil nur noch die Bestimmung, wie hoch das Kaloriendefizit ausfallen soll. Da pauschale Angaben schwer sind und der errechnete Gesamtumsatz keine Garantie für eine Richtigkeit hat, ist an dieser Stelle meistens ein Herantasten notwendig. Gehen Sie deswegen wie folgt vor:

1. Sollten Sie bis zu 2.500 Kalorien täglich benötigen, dann starten Sie mit einem Defizit von 500 Kalorien. Nehmen Sie also 500 Kalorien weniger zu sich als verbraucht werden. Höhere Defizite beinhalten die Gefahr einer Mangelernährung. Benötigen Sie hingegen über 2.500 Kalorien täglich, dann starten Sie mit einem Defizit von 1.000 Kalorien. Aufgrund der nach wie vor hohen Kalorienmenge ist eine Mangelernährung ausgeschlossen.
2. Wiegen Sie sich nach einer Woche: Wenn Sie knapp 1 Kilogramm abgenommen haben, dann machen Sie alles richtig. Sollten Sie jedoch kaum oder gar nicht abgenommen haben, müssen Sie das Kaloriendefizit steigern.

3. Vergessen Sie nicht, Ihren Kalorienbedarf nach jeder Woche neu zu errechnen. Sollten Sie drei Kilogramm abgenommen haben, ist Ihr Grundumsatz nämlich geringer.

Fazit: Leichteste Rechenarbeit und regelmäßiges Wiegen als Kontrollfaktoren

Eine gelungene Diät erfordert immer – egal, ob durch zuckerreduzierte Ernährung oder mit Detlev D! Soost bei I-make-you-sexy.com – ein Kaloriendefizit. Was nun nach viel Rechenarbeit aussehen mag, ist es keineswegs. Es sind lediglich drei Rechenvorgänge mit Operatoren (Addition, Division & Multiplikation), die bereits zu Grundschulzeiten erlernt werden. Sobald Sie diese Rechenvorgänge durchgeführt haben, legen Sie das Defizit fest, mit dem Sie arbeiten möchten, wobei zwischen 500 und 1.000 Kalorien tägliches Defizit angemessen sind. Sie wiegen sich zu Beginn und nach einer Woche. Nicht zwischendurch, da Schwankungen auftauchen können. Beachten Sie zudem, dass Sie sich idealerweise immer morgens auf nüchternen Magen wiegen!

Die Lebensmittelauswahl: Warum nicht jede Diät gesund ist.

Das Kaloriendefizit allein ist allerdings nur die halbe Miete. Die Auswahl der Lebensmittel hat im Rahmen einer Diät ebenfalls eine enorme Bedeutung. Mit Sicherheit wäre auch eine Diät möglich, die nur auf McDonald's-Ernährung basiert. Doch spätestens der Film „Supersize Me" (2002) von und mit Morgan Spurlock in der Hauptrolle dürfte gezeigt haben, welch fatale Folgen die Auswahl der falschen Lebensmittel hat. Zwar war sein Ziel keine Diät, sondern vielmehr eine einmonatige Fressorgie, doch drang im Film durch, wozu es bei einer einseitigen Ernährung mit falscher Lebensmittelauswahl – ob Diät oder Fressorgie – kommen kann:

▶ Vitaminmangel

▶ Schädigungen der Gefäße mit Folge von Herz-/Kreislauferkrankungen

▶ Niedergeschlagenheit & Depressionen

Der Film stellt zwar ein Extrembeispiel dar, welches allem voran zu damaliger Zeit weltweit Aufsehen erregte und die Fast-Food-Ketten unter Druck setzte, jedoch illustriert er, dass Ernährung Abwechslung und Vielfalt auf Basis gesunder Lebensmittel bedarf!

Doch was sind gesunde Lebensmittel?

Die Antwort darauf ist kaum allgemeingültig und einheitlich zu geben. Aber es lassen sich dafür mehrere Lebensmittel klar ausschließen:

▶ Lebensmittel mit hohem Zuckergehalt: Dies ist für Sie zum Glück kein Thema, da Sie eine zuckerreduzierte Diät durchführen werden. Zudem erwartet Sie im kostenlosen Bonusmaterial – passend zu diesem Buch – eine umfangreiche Aufklärung über Zuckerfallen.

▶ Gehärtete und industriell verarbeitete Fette: Hier ergibt sich das Problem, dass die Fette einen sehr hohen Schmelzpunkt haben und sich im Körper deswegen vermehrt in den Gefäßwänden ansiedeln. Dies erhöht das Risiko lebensgefährlicher Gefäßerkrankungen.

▶ Lebensmittel mit einem hohen Gehalt an gesättigten Fettsäuren: Einige gesättigte Fettsäuren weist nahezu jedes Lebensmittel auf. Doch problematisch wird es, wenn diese zum Großteil enthalten sind. Für den Körper am gesündesten sie ungesättigte und darunter vor allem die mehrfach ungesättigten Fettsäuren.

Dies sind die allerwichtigsten Regeln, die es zu beachten gilt. Dadurch fallen bereits mehrere Lebensmittel aus dem Raster:

▶ Margarine

▶ Schweinefleisch (mit Ausnahme des mageren Anteils)

▶ Fertigessen

▶ Süßigkeiten

▶ Kuchen

▶ Limonaden, Eistees, Fruchtsäfte und andere Getränke mit einem hohen Zuckergehalt

▶ Pommes Frites bzw. allgemein Frittiertes sowie auch Paniertes

▶ Fast Food

Dort, wo sich Türen schließen, öffnen sich bekanntlich jedoch neue. Somit sind wiederum mehrere Lebensmittel erlaubt, die für die Gesundheit von hohem Wert sind:

- ▶ Pflanzliche Fette & Öle

- ▶ Nüsse & Samen

- ▶ Gemüse

- ▶ Obst (aufgrund des Fruktose-Gehalts in Maßen)

- ▶ Fisch (sowohl fettarm als auch fettreich)

- ▶ Mageres Fleisch

- ▶ Zuckerarme Getränke

- ▶ Die meisten Milch- und Milchprodukte

- ▶ Eier

Wir lernen...

Die Auswahl der Lebensmittel definiert den gesundheitlichen Wert einer Diät. Dabei sind möglichst unverarbeitete und natürliche Lebensmittel der Hinweis auf einen Mehrwert für den Organismus, während die Auswahl verarbeiteter und mit Zucker angereicherter Lebensmittel das Risiko von Vitaminmangel und diversen anderen Mangelerscheinungen sowie Beschwerden und Erkrankungen des Körpers steigert. Darüber hinaus gibt es immer mehr Erkenntnisse der Wissenschaft, dass ungesunde Ernährung aufgrund von Auswirkungen auf den menschlichen Hormonspiegel dazu führen kann, dass sogar trotz eines Kaloriendefizits eine Gewichtszunahme erfolgt! Es ist somit unter allen Gesichtspunkten eine wohl durchdachte Wahl der Lebensmittel empfehlenswert.

Was die Lebensmittelauswahl angeht, so werden Ihnen die folgenden Abschnitte in diesem Kapitel noch eine große Hilfe sein. Im Klartext erwartet Sie direkt im Anschluss ein 14-Tage-Plan als Beispiel für eine Diät. Hier werden Sie beispielhaft sehen, wie Sie eine zuckerreduzierte Diät aufbauen können. Daraufhin werden Ihnen in diesem Kapitel fünf Ernährungsformen vorgestellt. Hier werden Sie zum Teil ebenfalls Lebensmittel-Vorschläge erhalten und sich eventuell sogar für eine der Ernährungsformen begeistern lassen. Somit sollte dieses Kapitel Sie mit allem Notwendigen versorgen, damit Sie Ihrer Diät in Theorie und Praxis gewachsen sind.

14-Tage-Plan als Beispiel für eine zuckerreduzierte Diät

Der folgende 14-Tage-Plan stellt ein Grundkonstrukt dar, welches Ihnen Anreize liefert, aber keine vollständigen Rezepte. So haben Sie ausreichend Freiraum, um im Rahmen Ihrer Diät zu experimentieren. Gleichwohl ist jedoch an den entsprechenden Stellen im 14-Tage-Plan mit Verweis auf die Rezepte vermerkt, welche Speisen Erythrit enthalten. So können Sie das Potenzial von Erythrit in Ihren Ernährungsplänen besser einschätzen. Beachten Sie dabei, dass dieser Ernährungsplan davon ausgeht, dass Sie eine Diät ohne bestimmte Anforderungen an die Lebensmittelauswahl machen; also weder vegetarisch noch vegan oder Low Carb unterwegs sind. Selbstverständlich ist Erythrit auch mit der veganen sowie vegetarischen und weiteren besonderen Ernährungsformen vereinbar. Doch da dies sehr speziell wäre, klammert der 14-Tage-Plan diese Sonderfälle aus. Dennoch finden Sie im Folgeabschnitt *Erythrit im Rahmen einzelner Ernährungsformen* spezielle Ernährungsformen und erhalten Infos dazu, worauf Sie dort bei Ihrer Diät achten müssen.

Tag 1:
Frühstück:

▶ Selbst gemachtes Porridge
zarte Haferflocken; in Milch erweicht & erwärmt
mit etwas Zimt & Bananenstücken

Mittagessen:

▶ Gemüse-Ratatouille
mit Aubergine, Zucchini, Zwiebel, Tomate & weiterem Gemüse nach Wahl

▶ als Dessert: 1 Stück Käsekuchen mit Himbeere & Kokos (Siehe: Rezepte)

Abendessen:

▶ Thunfisch-Salat
mit Tomaten, Salatblättern, Gurke, Zwiebeln & Olivenöl

Tag 2:

Frühstück:

- ▶ 3 Scheiben Vollkornbrot mit Belag nach Wahl

- ▶ als Dessert: Chia-Schokopudding (Siehe: Rezepte)

Mittagessen:

- ▶ Gefüllte Paprika
  Belassen Sie es bei einer Paprika mit Hackfleisch-Feta-Gemüsefüllung

- ▶ zusätzlich ein Gurkensalat mit Zaziki ohne Zucker

Abendessen:

- ▶ Lachsfilet mit Zitronensuppe
  gebratenes Lachsfilet & dazu Zitrone in eine kleine Schüssel heißes Wasser auspressen

Tag 3:

Frühstück:

- ▶ Rührei mit Speck
  mit Basilikum & Petersilie dekorieren

Mittagessen:

- ▶ Couscous-Salat
  mit sehr vielen Tomaten, Zwiebeln & Knoblauch
  mit Minze & Petersilie verfeinern

Abendessen:

- ▶ Avocado-Lachs-Burger
  Avocados halbieren; mit Lachs & Salat füllen

Tag 4:

Frühstück:

▶ Vollkornmüsli mit Magermilch

▶ dazu ein kleiner Obstsalat

Mittagessen:

▶ Kartoffel-Paprika-Gulasch
mit Curry & Cayennepfeffer würzen

▶ als Dessert: Nuss-Nougat-Shake (siehe: Rezepte)

Abendessen:

▶ Hähnchen-Spargel-Pfanne
weißer sowie grüner Spargel, Hähnchenbrustfilet & Kokosmilch

Tag 5:

Frühstück:

▶ Kartoffel-Crêpes mit Schnittlauchquark

▶ als Dessert: Quark mit Kokos (siehe: Rezepte)

Mittagessen:

▶ Zucchini mit Polenta-Füllung
gern mit Käse überbacken

Abendessen:

▶ Salat mit Kalbsfilet
mit Karotten, Kohlrabi & Minze

▶ danach ein paar Vanillekipferl (siehe: Rezepte) zum Knabbern

Tag 6:

Frühstück:

▶ Spiegelei mit Ofentomaten & Speck
mit Cherrytomaten, Frühlingszwiebeln & geriebenem Gouda

Mittagessen:

> ▶ Blumenkohlpüree mit Hackfleisch-Topping
> dem Blumenkohlpüree Doppelrahmfrischkäse beigeben
> das Hackfleischtopping nach Belieben würzen

Abendessen:

> ▶ Tomaten-Feta-Salat
> mit gerösteten Pinienkernen garnieren

Tag 7:

Frühstück:

> ▶ Käse-Wraps mit Tomaten-Oliven-Füllung
> als Dessert: Avocado-Creme mit Himbeeren (siehe: Rezepte)

Mittagessen:

> ▶ Mais-Bohnen-Kartoffel-Eintopf
> mit grünen Bohnen, Kidneybohnen, Mais und Gemüsebrühe

Abendessen:

> ▶ Lammkarree mit gegrilltem Gemüse
> zuckerfreier Zaziki als Dip

Tag 8:

Frühstück:

> ▶ Spiegelei-Omelette
> mit Spinat & Petersilie

Mittagessen:

> ▶ Gegrillte Champignons
> mit Schinken, Knoblauch, Käse & Baguette

Abendessen:

▶ Zoodles mit Pulled Chicken
Zucchini in lange, dünne Streifen schneiden

▶ Sesamsauce

Tag 9:

Frühstück:

▶ In Avocado gebackene Frühstückseier
mit Speck

Mittagessen:

▶ Spaghetti „Tofugnese"
mit Tomaten-Auberginensauce & Tofu

▶ danach ein Apfel-Zimt-Cookie (siehe: Rezepte) zum Knabbern

Abendessen:

▶ Zucchini-Möhrenpuffer mit Kräuterquark
Hüttenkäse & Kokosmehl als Bestandteile

Tag 10:

Frühstück:

▶ 3 Scheiben Vollkornbrot mit zuckerarmem Belag nach Wahl

▶ als Beigabe Radicchio-Salat mit Ziegenkäsetalern & Himbeerdressing

Mittagessen:

▶ Reis-Pfanne
mit Cashew-Nüssen, Currypulver, Erdnussöl & Rosinen

Abendessen:

▶ Löffelavocados mit würziger Füllung
Pinienkerne, Aceto Balsamico, Parmesan & Basilikum in der Füllung

Tag 11:

Frühstück:

- ▶ Rührei mit Räucherlachs
  mit Beigabe von Sahne

Mittagessen:

- ▶ Zoodle-Avocado-Teller
  mit getrockneten Tomaten & gerösteten Pinienkernen

- ▶ als Dessert: 1 Stück Schoko-Nuss-Kuchen (siehe: Rezepte)

Abendessen:

- ▶ Gouda-Salat
  mit schwarzen Oliven, Rosmarin & Weißweinessig

Tag 12:

Frühstück:

- ▶ Nuss-Mandelmilch-Müsli
  Müslianteil geringhalten
  stattdessen mehr Nüsse (Walnüsse, Cashew-Nüsse o.ä.)

Mittagessen:

- ▶ Rindercarpaccio
  mit Rucola, Parmesan, Pinienkernen & Cherrytomaten

Abendessen:

- ▶ Spargelcremesuppe

- ▶ als Dessert: 1 Stück Johannisbeeren-Biskuit-Rolle (siehe: Rezepte)

Tag 13:

Frühstück:

- ▶ Eiersalat auf Bacon & Chicorée

mit Frühlingszwiebeln, Avocado, Strauchtomaten & Knoblauch

Mittagessen:

▶ Rucola-Eintopf
viel Rucola & dazu pikant gewürzte Tomatensauce mit Vollkornnudeln in
Gemüsebrühe

Abendessen:

▶ Hüttenkäse mit Räucherlachs
dazu Dill, Zitronensaft & Schlangengurke

Tag 14:

Frühstück:

▶ 2 Scheiben Vollkornbrot mit zuckerarmem Belag nach Wahl

▶ als Dessert: Kiwi-Orangen-Creme (siehe: Rezepte)

Mittagessen:

▶ Käsepizza
mit Oliven, Rucola & Salami als Belag

Abendessen:

▶ Falafel mit Gemüse
mit fettarmem Naturjoghurt & Curry

Beachten Sie bei der Diät stets: Die Menge bzw. der Umfang der Speisen und die Anzahl
an Kalorien definieren, ob es eine erfolgreiche Diät wird.

Erythrit im Rahmen einzelner Ernährungsformen

Mit dem Laufe der vergangenen Jahre und Jahrzehnte – als das Interesse für Diäten
und alternative Ernährung aus diversen Gründen stieg – etablierten sich verschiedene

Diätformen. Diese sind teilweise aus früheren Zeiten übernommen und waren nur in Vergessenheit geraten. Andere wiederum sind komplett neu und wurden aufgrund des Diät- und Fitnesstrends entwickelt. Im Folgenden werden Ihnen fünf der Diäten und Ernährungsformen vorgestellt, die unter ernährungsphysiologischen Gesichtspunkten als gesund eingestuft sind und sich durch den Einsatz von Erythrit bereichern lassen.

Zuvor noch ein Hinweis auf den Sinn der Vorstellung dieser fünf Ernährungsformen

Da wir uns bereits dem Start Ihrer Diät gewidmet haben, ist es sinnvoll, sich über verschiedene Diätformen zu informieren. Natürlich können Sie es auch bei den bisherigen Erkenntnissen dieses Kapitels belassen. Dies würde bedeuten, dass Sie Ihren Kalorienbedarf bestimmten und diesem die Nährstoffzufuhr anpassen. Durch den Einsatz gesunder Lebensmittel – und allem voran den Verzicht auf Zucker – erreichen Sie nach und nach Ihr Ziel der Gewichtsabnahme. Doch es geht noch kreativer als im Rahmen einer gewöhnlichen zuckerreduzierten Diät. Verschiedene Ernährungsformen haben nämlich jeweils bestimmte Regeln, die im Körper zusätzliche gesundheitlich fördernde Mechanismen auslösen. Diese Mechanismen verschaffen weitere Vorteile als die bloße Ernährungsumstellung einer gewöhnlichen Diät. Ein kleiner Vorgeschmack:

▶ Besonders effiziente Fettverbrennung

▶ Immense Steigerung der geistigen Leistungsfähigkeit

▶ Linderung und unter Umständen Beseitigung bestehender Beschwerden sowie Krankheiten

Es ist durchaus möglich, dass Sie sich im Rahmen Ihrer Diät zu einer der nachfolgend vorgestellten Diäten inspirieren lassen und somit zusätzliche Vorteile aus der Veränderung Ihrer Ernährung schöpfen werden.

Ketogene Ernährung

Die ketogene Ernährung, oder auch einfach kurz Keto-Ernährung genannt, eignet sich sowohl als Diät als auch dafür, das Gewicht zu halten oder gar Gewicht zuzulegen. Die Gewichtszunahme ist allerdings lediglich für Sportler zum Muskelaufbau relevant. Der Durchschnittsmensch wird sein Gewicht halten oder reduzieren wollen, um schlanker zu werden.

Die Keto-Ernährung besticht dabei durch ein herausragendes Merkmal: Der Körper befindet sich im Fettstoffwechsel. Dies steht in einem klaren Gegensatz zu den heutigen Essgewohnheiten, da sich Menschen durch den Konsum hauptsächlich kohlenhydrat- und zuckerhaltiger Lebensmittel im Kohlenhydratstoffwechsel befinden.

Was ist der Unterschied zwischen einem Kohlenhydrat- und einem Fettstoffwechsel?

Einfach formuliert: Beim Kohlenhydratstoffwechsel nutzt der Körper Glukose als primäre Energiequelle, während es beim Fettstoffwechsel sogenannte Keton-Körper sind, die aus Fetten gewonnen werden. Hinter diesem Unterschied verbirgt sich jedoch weit mehr, als auf den ersten Blick zu vermuten wäre. Denn der Fettstoffwechsel hat zahlreiche Vorteile, die sich beim Kohlenhydratstoffwechsel nicht bieten:

▶ Fett als primäre Energiequelle beschleunigt die Fettverbrennung.

▶ Dadurch, dass Fett ein wesentlich effizienterer Energielieferant als Glukose ist, profitiert der Körper in Form einer gesteigerten geistigen und körperlichen Leistungsfähigkeit.

▶ Der Blutzuckerspiegel bleibt im Fettstoffwechsel konstant, was Heißhungerattacken entgegenwirkt.

Dies ist nur eine Hand voll der Vorteile, die die Keto-Ernährung mit sich bringt. Zwar gibt es in der Phase der Umstellung in den ersten bis zu fünf Tagen einige Beschwerden, die als Keto-Grippe bezeichnet werden, doch danach verbessert sich der gesundheitliche Zustand auf vielfacher Ebene.

Welche Regeln muss man im Rahmen der ketogenen Ernährung beachten?

Ein Wechsel in den Fettstoffwechsel erfolgt nicht auf Knopfdruck. Um diesen erfolgreich zu schaffen, sind einige Regeln einzuhalten. Die allerwichtigste Regel ist die Einhaltung einer Obergrenze für Kohlenhydrate, da der Körper ansonsten im Kohlenhydratstoffwechsel verweilen wird. Die Quellenlage bezüglich der Begrenzung für die tägliche Kohlenhydratzufuhr geht weit auseinander, allerdings lassen sich nirgendwo Empfehlungen oberhalb der 50 Gramm auffinden. Dies bedeutet, dass bis zu maximal 50 Gramm Kohlenhydrate pro Tag im Rahmen der Keto-Ernährung gestattet sind.

Jedoch gibt es wahlweise einen oder zwei wöchentliche Ausnahmetage. Hierbei handelt es sich um die Refeed-Days: Diese gewähren eine unbegrenzte Kohlenhydratzufuhr, damit der Körper die Verwertung der Kohlenhydrate nicht „verlernt" und die Mucus-Schicht im Darm geschützt bleibt. Die Mucus-Schicht dient dem Darm zum Schutz vor Austrocknung sowie fremden Partikeln. Durch die Refeed-Days wird der Körper nicht aus dem Fettstoffwechsel gleiten. Zwar sind zwei Refeed-Days erlaubt, dennoch ist es aus folgenden Gründen ratsam, es bei einem Refeed-Day pro Woche zu belassen:

▶ Aus gesundheitlicher Sicht ist nur ein Refeed-Day erforderlich.

▶ Die Refeed-Days bergen die Gefahr von Rückfällen und der Häufung von Ausnahmen.

▶ Der zweite Refeed-Day kann als Puffer für den Rest der Woche einbehalten werden, falls die Überschreitung der 50 Gramm Kohlenhydrate als Obergrenze notwendig werden sollte.

Neben der Einhaltung der Obergrenze für Kohlenhydrate und der Planung der Refeed-Days sieht die ketogene Ernährung vor, dass das Fett aus möglichst hochwertigen und gesunden Lebensmitteln stammt. Somit stehen mageres Fleisch und fettreicher Fisch – der Fisch ist aufgrund seiner wertvollen Fettsäuren idealerweise fetthaltig – auf dem Speiseplan. Des Weiteren sind Avocado ebenso wie Samen und Nüsse ein essenzieller Part der Keto-Ernährung. Auch die Refeed-Days stehen unter dem Stern einer gesunden Ernährung. Dies bedeutet, dass hier nicht der Gang zu McDonald's oder der Griff zu Fertigprodukten erfolgt, sondern die Kohlenhydrate aus gesunden Lebensmitteln bezogen werden, die möglichst komplexe Kohlenhydrate enthalten:

▶ Vollkornprodukte

▶ Kartoffeln

▶ Kohlenhydratreiche Gemüsesorten

Also ist bei der Keto-Ernährung – ob am Refeed-Day oder zu sonst irgendeinem Zeitpunkt – kein Konsum von Zucker vorgesehen, was Süßigkeiten und anderen Süßwaren eigentlich den Riegel vorschiebt. Doch Sie merken: Eigentlich! Denn seit Sie dieses Buch lesen, kennen Sie Varianten, um das Problem des Zuckerverzichts zu umgehen.

Erythrit für die Keto-Ernährung geeignet!

Tatsächlich ist Erythrit – mehr sogar als die anderen Zuckeralkohole bzw. Zuckeraustauschstoffe – für die Keto-Ernährung geeignet. Seine Eignung hat Erythrit seiner Verstoffwechslung im menschlichen Körper zu verdanken. Denn da 90 % ausgeschieden werden und nur 10 % verstoffwechselt, ergibt sich viel Spielraum für den Einsatz von Erythrit. So müssen Sie zwar dennoch auf die Menge achten und diese umrechnen, aber alles in allem sollte das in den Rezepten angegebene Erythrit im Rahmen der Keto-Ernährung keine kontraproduktiven Mengen enthalten.

Low Carb

Die Low-Carb-Ernährung ähnelt der ketogenen Ernährung in mehreren Punkten, wenngleich sie die zentralen Vorteile einbüßt. Wie der Name schon sagt (ins Deutsche übersetzt: Wenige Kohlenhydrate), geht es um eine Reduktion der Kohlenhydratzufuhr. Bei Low Carb allerdings kommt es in der Regel nicht zu einem Wechsel in den Fettstoffwechsel, da die Limitierung der Kohlenhydrate mit einer täglich erlauben Menge von bis zu 130 Gramm großzügig ausfällt. Dennoch ist eine Low-Carb-Ernährung unter verschiedenen gesundheitlichen Gesichtspunkten sinnvoll. Denn durch die geringe Menge an Kohlenhydraten kommt es dennoch im Körper zu einer effektiven Fettverbrennung, wenngleich sie nicht so effektiv wie bei der Keto-Ernährung ist.

Herkunft von Low Carb

Am ehesten in Verbindung zu bringen sind die Ursprünge der Low-Carb-Ernährung mit dem Bodybuilding. Insbesondere in den aktuellen Zeiten des Fitness-Trends ist Low Carb stark in Mode gekommen. Allgemein wird im Sportbereich sehr viel mit der Zufuhr und dem Verzicht auf Kohlenhydrate experimentiert. So sind Carb Cycling und die ketogene Diät als anabole Diät nur einige der Beispiele für die besondere Bedeutung der Kohlenhydrate in der Sport- und speziell in der Bodybuilding-Welt. Aus dem Sport heraus ist Low Carb nun deutlich expandiert und mittlerweile zahlreichen Personen bekannt und wird demzufolge unter den vielen Diäten als sehr populär gehandelt.

Einsatz von Erythrit in der Low-Carb-Ernährung sehr gern gesehen

Erythrit eignet sich noch mehr für die Low-Carb-Ernährung als für die Keto-Ernährung. Grund dafür ist, dass die höher angesetzte Grenze für Kohlenhydrate auch mehr Spielräume beim Erythrit-Einsatz verschafft. Denn da 10 % vom Erythrit als Kohlenhydrate verstoffwechselt werden, ist bei der Keto-Ernährung genauer auf die Gesamtzufuhr an Kohlenhydraten zu achten. Bei Low Carb hingegen – mit der großzügigen täglichen Kohlenhydrat-Grenze von 130 Gramm – erschließen sich noch mehr Möglichkeiten, Erythrit reichhaltig einzusetzen.

Des Weiteren ist die Vielfalt an Low-Carb-Rezepten mit Erythrit als Zutat sehr groß. Denn insbesondere Sportler sind alternativen Lebensmitteln und Zuckerersatzstoffen gegenüber offen, da die Hemmschwelle aufgrund der Einnahme von Supplementen und anderen Stoffen generell geringer ist. Folglich haben sich sehr viele Personen an Erythrit versucht und es ist daraus eine Vielzahl an Rezepten entstanden, die zum Probieren einlädt.

Trennkost

Die Trennkost stellt eine Ernährungsweise dar, die in den letzten Jahren im Trubel der Diäten verschwunden ist und eher unter eingefleischten Kennern sowie Personen, die sich weit in die Tiefe informieren, bekannt ist. In diesem Buch wird aus verschiedenen Gründen – trotz der mittlerweile geringeren Bekanntheit – auf die Trennkost-Ernährung eingegangen:

1. Es handelt sich um eine gesunde Ernährungsweise, die viele gesundheitliche Vorteile beinhaltet.
2. Auch die Deutsche Gesellschaft für Ernährung (DGE) stuft die Trennkost als gesundheitlich vorteilhafte Ernährungsform ein.
3. Möglicherweise lassen Sie sich durch die kurze Präsentation im Folgenden für die Ernährung nach dem Trennkost-Prinzip begeistern.

Schauen wir uns nun an, ob der Beitrag zur Trennkost Sie lediglich informiert, oder sogar inspiriert. Jedenfalls handelt es sich um eine zuckerreduzierte Ernährungsweise, was wiederum den Einsatz von Erythrit nahelegt.

Ein Ursprung mit einer interessanten Geschichte

Der Ursprung der Ernährung nach dem Trennkost-Prinzip ist beeindruckend. Die Geschichte beginnt mit einem an einer unheilbaren Nierenkrankheit erkrankten Arzt namens Dr. Howard Hay. Er erhofft sich durch Recherchen nach verschiedenen Ernährungsgewohnheiten, seine Krankheit zu lindern. Dabei informiert er sich insbesondere über die Ernährung von Naturvölkern und ihm fallen große Unterschiede zur Ernährung in industrialisierten Ländern auf. Es werden ausschließlich Lebensmittel natürlichen Ursprungs gegessen:

▶ Gemüse

▶ Wurzeln

▶ Manchmal Fleisch & Fisch

▶ Nüsse

▶ Getreide

▶ Milch

Hay fällt zudem ein weiterer prägnanter Unterschied zwischen den Naturvölkern und den in Industrienationen lebenden Menschen auf: Diverse Krankheiten und Beschwerden, die hierzulande den Alltag prägen, sind den Menschen in Naturvölkern unbekannt. Asthma, Rheuma, Verstopfungen und weitere Leiden, so Hay, ließen sich somit auf die Ernährung in Industrienationen zurückführen.

In der Folge passt Hay seine Ernährung jener der Naturvölker an und es gelingt ihm, seine vermeintlich unheilbare Nierenkrankheit zu heilen. Die Regeln, die er aufstellt und der Öffentlichkeit vermittelt, sind die Geburtsstunde der Trennkost.

Die Regeln der Trennkost nach Hay

Mittlerweile gibt es mehrere Varianten der Trennkost, die verschiedene Regeln mit sich bringen. Diese Varianten sind allerdings nicht als gesundheitlich wertvoll abgesegnet und resultieren meistens aus der falschen Wiedergabe von Fakten. Die „richtige" Trennkost – so wie Hay sie formuliert hat – besitzt klare und wissenschaftlich fundierte Regeln:

I. Kohlenhydrate & Eiweiße sind getrennt voneinander einzunehmen.

II. Basenbildende Lebensmittel wie Früchte, Salate und Gemüse sind zu bevorzugen.

III. Natürliche und naturbelassene Lebensmittel sind die klar bevorzugte Energiequelle, während es die Einnahme industriell verarbeiteter Lebensmittel zu vermeiden gilt.

Somit stammt der Name Trennkost von der Trennung der Kohlenhydrate und Eiweiße ab. Doch wieso ist eine getrennte Einnahme laut Hay von Vorteil?

Dies hat Gründe, die im Verdauungsprozess liegen. Da es sich hierbei bereits um höhere Chemie handelt, wird nur kurz und knapp der Sachverhalt erläutert: Kohlenhydrate werden bereits durch das Enzym Amylase gespalten. Deren Verdauung beginnt somit in einer basischen Umgebung. Eiweiße wiederum werden im sauren Magensaft zersetzt. Also lernen wir: Während die Kohlenhydrate zur Verdauung ein basisches Milieu benötigen, ist es bei den Eiweißen ein saures Milieu. Da sich dies nicht verträgt, sollen beide Nährstoffe und somit Lebensmittel, die diese enthalten, nach Möglichkeit getrennt voneinander eingenommen werden.

Da Hay davon ausgeht, Säurebildner würden eine Übersäuerung im Organismus verursachen und folglich dem Körper Schaden zufügen, legt er in den Regeln der Trennkost fest, dass Basenbildner den Großteil der Ernährung ausmachen sollen. Dies führt uns direkt zum springenden Punkt.

Wie lässt sich die Trennkost durchführen?

Um eine einwandfreie und vielseitige Umsetzung der Trennkost zu gewährleisten, werden die einzunehmenden Lebensmittel in drei Gruppen unterteilt. Diese Gruppen enthalten zum einen die zu trennenden Eiweiße und Kohlenhydrate und zum anderen neutrale Lebensmittel, die sich mit Eiweißen und Kohlenhydraten beliebig kombinieren lassen. An dieser Stelle klärt die folgende Tabelle über die Zuordnung verschiedener Lebensmittel zu den drei Gruppen auf:

Kohlenhydratreiche Lebensmittel	Eiweißreiche Lebensmittel	Neutrale Lebensmittel
• Vollkornprodukte (ausschließlich ohne Zusatz von Eiern) • Naturreis • Kartoffeln • Grünkohl • Bananen • Trockenobst	• Eier • Fleisch & Fisch • Käse • Sojaprodukte • Gekochte Tomaten & gekochter Spinat • Obst- & Kräuteressig • Großteil der Früchte	• Tierische Fette • Sahne & Butter • Eigelb • Großteil der Gemüsesorten • Alle gesäuerten Milchprodukte • Roher und geräucherter Fisch • Rohe und geräucherte Wurstwaren • Nüsse • Pilze • Gewürze

Hinweis!

Lassen Sie sich nicht von der Zuordnung von rohem und geräuchertem Fisch sowie anderen eiweiß- und kohlenhydrathaltigen Lebensmitteln zu der neutralen Gruppe irritieren. Neutrale Lebensmittel enthalten auch Kohlenhydrate und Eiweiße; vereinzelt können dies sogar die Hauptbestandteile sein. Allerdings geht es bei der Einteilung in der Hay'schen Trennkost nicht nur um den bloßen Nährstoffgehalt der Lebensmittel, sondern um die Frage, ob die Lebensmittel im Organismus bei der Verdauung größtenteils Säuren oder Basen bilden. Daher sind die Basenbildner durch die Kohlenhydratgruppe repräsentiert und die Säurebildner durch die Eiweißgruppe.

Nach den Erkenntnissen aus den vorhergehenden Kapiteln dürften Sie bereits wissen, was unter die industriell verarbeiteten Produkte fällt und deswegen nach Hay zu meiden ist:

▶ Fertiggerichte

▶ Zucker und daraus hergestellte Produkte

- Gehärtete Fette

- Mayonnaise

- Weißmehlnudeln

- Erdnüsse

- Alkohol

- Kakao & Bohnenkaffee

Bei Alkohol dürfen Sie in Maßen Ausnahmen machen, um den Erwartungen in geselligen Runden gerecht zu werden. So sind in Kombination mit der Kohlenhydratgruppe Bier und Rotwein erlaubt, während im Zusammenhang mit der Eiweißgruppe Weiß- und Schaumweine gestattet sind.

Einsatz von Erythrit auch in der Trennkost in Ordnung

Zu Zeiten, als die Trennkost entwickelt wurde, gab es noch kein Erythrit als Zuckerersatz. Ebenso spielten die anderen Zuckeraustauschstoffe kaum eine Rolle. Dementsprechend können wir nur auf der Argumentation von Hay basierend, selbst schlussfolgern, ob Erythrit sich im Rahmen einer Trennkost empfiehlt. Mehrere Argumente sprechen dafür:

- Erythrit ist ein Stoff, der aus der Natur stammt und somit nicht industriell verarbeitet ist.

- 90 % des Erythrits werden unverdaut ausgeschieden.

- Mit 10 % wandert lediglich ein geringer Anteil ins Blut, der, falls er überhaupt säurebildend verstoffwechselt wird, kaum ausschlaggebend ist.

Alles in allem also erfüllt Erythrit zahlreiche Kriterien der Trennkost. Die säurebildenden Eigenschaften sind aufgrund der besonderen Verstoffwechslung nur in einem minimalen Maße gegeben. Zugleich ersetzt Erythrit den Zucker und hilft damit, vielen industriell verarbeiteten Produkten mit Säurebildnern aus dem Weg zu gehen. Aus diesem Grund ist Erythrit ein guter Teil des Speiseplans für die Trennkost.

Paleo

Die Paleo-Ernährung kombiniert mehrere Eigenschaften der bisher vorgestellten drei Ernährungsformen. Insbesondere in den vergangenen Jahren hat die Paleo-Ernährung an Bedeutung gewonnen und erfreut sich einer großen Beliebtheit. Im Rahmen der Paleo-Ernährung erfolgt eine Rückkehr zu den Wurzeln der Menschheit – natürlich nur im Hinblick auf den Speiseplan.

Darum geht es bei der Paleo-Ernährung

Der Name Paleo stammt von der Bezeichnung einer Epoche: Paläolithikum. Dies war die Altsteinzeit, zu der das gegessen wurde, was gejagt werden, von Bäumen gepflückt und aufgesammelt werden konnte. Ausgegangen wird bei der Paleo-Ernährung davon, dass der menschliche Organismus im Hinblick auf die Gene derselbe ist wie zu den damaligen Zeiten. Eine dementsprechend an der damaligen Zeit orientierte Ernährung beuge zahlreichen Krankheiten der heutigen Zivilisation vor.

Also werden die folgenden Lebensmittel im Rahmen der Paleo-Ernährung erlaubt (vgl. DGE):

- ▶ Gemüse & Obst (allem voran Beeren)
- ▶ Nüsse & Samen
- ▶ Fleisch
- ▶ Fisch
- ▶ Eier
- ▶ Großteil der Öle
- ▶ Ghee (Geklärte Weidebutter)
- ▶ Zum Süßen Ahornsirup & Honig
- ▶ In Ausnahmefällen Reis und Kartoffeln
- ▶ Wasser

Reis und Kartoffeln waren zwar kein Teil der Ernährung während der Altsteinzeit, allerdings handelt es sich hierbei um natürliche Lebensmittel, weswegen diese Lebensmittel nach Paleo gestattet sind.

Hinweis!

Die Meinungen der Mediziner und Wissenschaftler zur Paleo-Ernährung unterscheiden sich stark. Während die einen dieser Ernährungsform recht geben, schreiben sie andere als nicht wissenschaftlich fundiert ab. Allerdings lässt sich ein Zusammenhang nicht bestreiten: Durch moderne Forschungsverfahren konnte herausgefunden werden, dass diverse Krankheiten, die heutzutage zum Teil Volksleiden sind, damals nicht vorhanden waren. Dieser Zusammenhang basiert aller Voraussicht nach auf der Ernährung. Zudem ist ein weiterer Fakt unbestreitbar: Die Paleo-Ernährung hat ausschließlich Lebensmittel auf dem Speiseplan, die nach ernährungswissenschaftlichen Standards für gesund befunden werden. Diese beiden Punkte – die Abwesenheit bestimmter Krankheiten zur Altsteinzeit sowie die Lebensmittelauswahl – lassen die Paleo-Ernährung als eine vernünftige Ernährungsform erscheinen.

Die Durchführung der Paleo-Ernährung

Dieser Punkt ist schnell abgehandelt: In ihrer Ursprungsform folgt die Paleo-Ernährung keinem bestimmten Ablauf oder Konzept, sofern die Auswahl der Lebensmittel gemäß den aufgestellten Regeln erfolgt. Da Sie allerdings mit dem Ziel einer Diät an die Sache herangehen, sollten Sie Rücksicht darauf nehmen, die Kalorienzufuhr in einem gesunden Rahmen zu halten.

Erythrit in der Paleo-Ernährung?

Aber bitte! Tatsächlich ist Erythrit kein Zuckerersatz, der in der Altsteinzeit genutzt wurde. Aber sein Vorhandensein in natürlichen Lebensmitteln, wie z. B. Birnen und Datteln, zeigt, dass wahrscheinlich schon zu damaligen Zeiten Erythrit konsumiert wurde. Da es sich zudem bei dem in heutigen Läden erhältlichen Erythrit um einen natürlichen Stoff handelt, verstößt er gegen keine Regel der Paleo-Ernährung.

Lassen Sie sich nicht davon irritieren, wenn Sie nach den Richtlinien der DGE gehen. Diese setzt Erythrit auf die Liste der verbotenen Stoffe, wenn es um den Einsatz im Rahmen der Paleo-Ernährung geht. Doch diverse Blogs und reale Erfahrungen spiegeln den Einsatz von Erythrit bei Paleo wider. Da Erythrit viel verträglicher als die restlichen Zucker-Alkohole ist, empfiehlt er sich unter mehreren Gesichtspunkten im Rahmen der Paleo-Ernährung.

Weight Watchers

Natürlich darf in der Übersicht zuletzt die Weight-Watchers-Diät nicht fehlen. Sie entstand 1963, als Jane Nidetch feststellte, dass ihr eine Diät mit Freundinnen leichter fiel, als diese allein durchzuführen. So entstand ein Diätkonzept, bei dem man sich mit gleichgesinnten Leuten, die ebenfalls abnehmen wollten, in Gruppen traf. Jeder achtete darauf, dass der bzw. die andere das Diätkonzept einhielt. Heutzutage ist allerdings auch eine alleinige Durchführung dieser Diät, beispielsweise über das Internet, möglich.

So funktioniert Weight Watchers

Mittlerweile ist das prägnante Merkmal der Weight-Watchers-Diät weniger das Treffen in Gruppen als das Punktesystem. Das Punktesystem bringt mehr Einfachheit in die Diät hinein und löst das für viele Personen lästige Kalorienzählen ab. Diese sogenannten Smart Points werden den verschiedenen Lebensmitteln zugeordnet, wobei Zucker und Lebensmittel mit einem hohen Gehalt an gesättigten Fettsäuren viele Smart Points zugeordnet bekommen. Durch eine Obergrenze an Smart Points für den täglichen Lebensmittelkonsum wird sichergestellt, dass die Lebensmittel mit vielen Smart Points seltener konsumiert werden. Es wird hingegen das bevorzugt, was die wenigsten Smart Points zugeordnet erhält. Dies sind vermehrt die gesunden Lebensmittel.

Die Vorteile dieses Vorgehens liegen auf der Hand:

- ▶ Weniger Kalorienzählen und dadurch einfachere Umsetzung
- ▶ Größere Lebensmittelvielfalt zur Auswahl
- ▶ Keine Tabus, sondern Lebensmittel mit vielen Punkten meiden

Es handelt sich also um eine Diätmethode, bei der weniger die Strenge hervorsticht, als vielmehr die Planung. Somit überzeugt Weight Watchers durch einen tendenziell hohen Spaßfaktor.

In der Umsetzung ganz freundlich

Der hohe Spaßfaktor ist darin begründet, dass Weight Watchers in der Umsetzung in Maßen sogar Raum für Ausnahmen lässt. So gibt es beispielsweise neben dem täglichen Budget an Smart Points, das man verbrauchen darf, noch ein Wochenextra. Dieses erlaubt die Einnahme zusätzlicher Kalorien, wenn beispielsweise ein Ausflug mit Freunden oder eine Feier ansteht. Trotz der insgesamt vielen Freiräume gestaltet sich die Weight-Watchers-Diät als äußerst erfolgreiches und auf dem Markt stark etabliertes Prinzip.

Doch wer legt nun fest, wie viele Smart Points man täglich zur Verfügung hat?

Dies passiert über einen „Trainer", der anhand des Alters und Gewichts sowie der Körpergröße bestimmt, wie viele Punkte angemessen sind. Bei einer Online-Anmeldung bei Weight Watchers wird dies automatisch übers System erledigt.

Und wie gliedert sich Erythrit in das Konzept von Weight Watchers ein?

Sehr gut! Erythrit wird sogar gezielt in das Punkte-System von Weight Watchers mit aufgenommen. Solch eine klare Fürsprache wie bei der Weight-Watchers-Diät gibt es sonst bei kaum einer anderen Ernährungsform. Aufgrund der ausbleibenden negativen Auswirkungen auf den Blutzuckerspiegel und des geringen Kaloriengehalts werden dem Zuckeraustauschstoff Erythrit keine Smart Points zugeordnet, was einen grenzenlosen Konsum erlaubt und bedeutet: Auch Weight Watchers funktioniert mit Erythrit sowie den anderen Zuckerersatzstoffen, wie beispielsweise Xylit, ausgezeichnet.

Zusammenfassung: Schlagen Sie mehrere Fliegen mit einer Klappe!

Dieses Buch setzt sich zum allergrößten Teil damit auseinander, durch eine Zuckerreduktion abzunehmen. Allerdings gelingt Ihnen dies nur, sofern Sie im Kaloriendefizit sind. Wenn Sie sich schon in ein Kaloriendefizit begeben: Wieso machen Sie nicht noch zusätzlich Gebrauch von einer der vorgestellten zuckerreduzierten Diätformen? Sie haben fünf unterschiedliche Diätkonzepte kennengelernt, die auf ihre eigene Art und Weise faszinierend sind, neben der Gewichtsabnahme noch weitere Vorteile liefern und allesamt mit dem Einsatz von Erythrit vereinbar sind. Zugleich liefern Ihnen die genannten Diätkonzepte durch ihre definierten Regeln einen Rahmen, in dem Sie wesentlich sicherer unterwegs sind und potenzielle Misserfolge einer

„normalen" Kalorien- bzw. zuckerreduzierten Diät unwahrscheinlicher werden lassen. Nutzen Sie deswegen den Vorzug, mehrere Fliegen mit einer Klappe zu schlagen, indem Sie eines der genannten Konzepte für Ihre Diät wählen und durch den Einsatz von Erythrit den Zucker reduzieren, aber dennoch „zuckersüß" und erfolgreich abnehmen!

10 Rezepte als Vorgeschmack auf die Zuckerreduktion

Im Nachfolgenden erwarten Sie zehn wohl ausgewählte und durchdachte Rezepte, in denen Erythrit als Zuckerersatz verwendet wird. Es handelt sich lediglich um zehn Rezepte, da Sie hier nur einen Vorgeschmack erhalten sollen, wie sich Erythrit bei der Zubereitung von Speisen einsetzen lässt. Weitere Rezepte erwarten Sie im Internet oder aber im großen Erythrit-Kochbuch, welches es als Ergänzung zu diesem Buch gibt. Die zehn Rezepte sind in die Kategorien warme und kalte Speisen aufgeteilt. Dabei sind die meisten der Rezepte zwar als Desserts gedacht, doch können einige aufgrund ihres Nährstoffgehalts und der gesunden Zutaten auch vollwertige Mahlzeiten ersetzen.

Warme Speisen: Über herzhaftes Gebäck und verführerischen Kuchen

Was wäre die Welt ohne den einen oder anderen Keks zum Kaffee oder Tee? Würden Besuche gleich erfreulich sein, bei denen man keinen Kuchen aufgetischt bekommt? Damit all diese Dinge im Rahmen einer zuckerreduzierten Ernährung erhalten bleiben, gibt es die in diesem Kapitel erwähnten fünf warmen Speisen. Diese erfordern einiges an Zubereitungszeit, da sie gebacken werden müssen. Sie werden aber in der Regel in größeren Portionen zubereitet, sodass sich der Aufwand lohnt. Zudem hat das Backen einen gesellschaftlichen Aspekt: Paare, Eltern gemeinsam mit Kindern, Freunde und Freundinnen sowie viele weitere Personengruppen backen meistens gemeinsam. Insbesondere hier lässt sich durch den Verzicht auf Zucker ein gesundheitsfördernder Zeitvertreib gestalten. Kinder wiederum profitieren davon, dass sie schon früh für den Verzicht auf Zucker und die vielen leckeren Alternativen sensibilisiert werden. Sind Sie also schon gespannt auf die fünf Rezepte für warme Speisen? Hier sind sie.

Schoko-Nuss-Kuchen: Mit einer Note Zucchini

Nährwerte pro Portion: 145 kcal, 2 g KH, 5 g EW, 12 g FE

Zutaten für 12 Portionen:

➤ 200 g Haselnüsse, gerieben

➤ 200 g Zucchini, geraspelt

➤ 30 g Backkakao

➤ 3 mittelgroße Eier

➤ 5 EL Erythrit (Puderzuckerersatz)

➤ 1 EL Eiweißpulver (Schokoladengeschmack)

➤ 1 TL Backpulver

Zubereitung:

1. Zuallererst den Backofen auf 190° C vorheizen.
2. Als Nächstes die Zucchini raspeln und ausdrücken.
3. Danach die Eier und drei Esslöffel Erythrit solange mit einem Mixgerät in einer Schüssel rühren, bis sich das Erythrit aufgelöst hat.
4. Im Anschluss die geraspelten Zucchini dazugeben und alles auf mittlerer Stufe kurz verrühren.
5. Nun die trockenen Zutaten, also das Back- und Eiweißpulver sowie den Backkakao und die Haselnüsse, miteinander vermengen.
6. Diese anschließend in die Eiermasse vorsichtig einrühren und alles in eine 24 cm Kastenform füllen.
7. Die Form in den vorgeheizten Backofen geben und den Kuchen ca. 40 Minuten bei 190° C backen. Stäbchenprobe machen!
8. Sobald der Kuchen fest ist, aus der Form stürzen und auf einen Teller geben.
9. Für den Guss die verbliebenen zwei Esslöffel Erythrit mit einer kleinen Menge heißen Wassers vermischen und den Kuchen damit bestreichen.

Tipp!

Für diesen Kuchen eignen sich auch Schokodrops als Topping. Hier können Sie einerseits auf sehr dunkle Schokolade setzen, die kaum Zucker, aber dafür wertvolle ungesättigte Fettsäuren enthält. Andererseits gibt es spezielle Schokodrops mit Erythrit oder Xylit bereits vorgefertigt zum Kauf, die dann nicht bitter, sondern süß schmecken.

Käsekuchen: Himbeere & Kokos im unnachahmlichen Zusammenspiel

Nährwerte pro Portion: 423 kcal, 11 g KH, 11 g EW, 36 g FE

Zutaten für 12 Portionen:

Für den Teig:

➢ 130 g Kokosmehl

➢ 130 g Butter

➢ 75 g Erythrit

➢ 8 Spritzer Süßstoff

➢ 2 Eier

➢ 1 Msp. Vanillemark

Für den Belag:

➢ 700 g Frischkäse

➢ 400 g Kokosmilch

➢ 275 g Erythrit

➢ 250 g Himbeeren

➢ 250 g Ricotta

➢ 40 g Vanillepuddingpulver

➢ 4 Eier

➢ 20 Spritzer Süßstoff

➢ 2 Msp. Vanillemark

Zubereitung:

1. Als erstes den Backofen auf 175° C vorheizen. Parallel die Himbeeren auftauen lassen.
2. Jetzt 75 Gramm Erythrit gemeinsam mit dem Großteil der Butter für den Teig aufkochen lassen, bis sich das Erythrit aufgelöst hat.
3. Daraufhin die Butter-Erythrit-Masse mit dem Kokosmehl vermischen.
4. Im nächsten Schritt die beiden geschlagenen Eier, die acht Spritzer Süßstoff sowie eine Messerspitze Vanillemark unterrühren. Das Gemisch stehen lassen, bis es abgekühlt ist.
5. Anschließend eine Springform mit Butter einfetten und den Teig hineingeben. Gleichmäßig verteilen und einen hohen Rand ziehen.
6. Nun den Teig mit einer Gabel einstechen und für fünf Minuten in den Backofen geben.
7. Im weiteren Verlauf wird am Belag gearbeitet: Das Puddingpulver mit dem Vanillemark und einem geringen Anteil der Kokosmilch glattrühren und beiseitestellen.

8. Den Rest der Kokosmilch aufkochen, das Puddingpulver hineingeben und wieder aufkochen lassen.

9. Das Erythrit zugeben, bis es schmilzt.

10. Als nächstes den Frischkäse und Ricotta gemeinsam glattrühren und mit dem Kokospudding vermischen.

11. Die vier Eier aufschlagen und langsam unter die Kokospudding-Masse unterrühren.

12. Nun den flüssigen Süßstoff ebenfalls daruntermischen. Die Käsemasse sollte so wenig Luft wie möglich haben, weswegen sich ein Teigschaber anstatt eines Mixers zum Rühren empfiehlt.

13. Die Käsemasse gleichmäßig auf den vorgebackenen Teig geben.

14. Anschließend die Himbeeren abtropfen lassen und leicht zerdrücken und damit den Belag leicht marmorieren.

15. Nun wieder in den Ofen schieben und ca. 70 Minuten im Ofen backen.

16. Zum Abschluss den Ofen ausschalten, den Kuchen im Ofen zwei Stunden auskühlen lassen und daraufhin noch für einen Tag in den Kühlschrank geben. Idealerweise ist der Kuchen außen leicht gebräunt und innen cremig.

Tipp!

Sollte gerade kein Ricotta zuhause vorhanden sein, dann eignet sich Mascarpone an dessen Stelle. Auch sind Variationen im Belag möglich. So kann beispielsweise eine andere Beeren-Art oder ein bunter Beeren-Mix verwendet werden.

Johannisbeeren-Biskuit-Rolle: Mit Mandelmehl Kohlenhydrate einsparen

Nährwerte pro Portion: 209 kcal, 8 g KH, 9 g EW, 15 g FE

Zutaten für 10 Portionen:

➢ 400 ml Sahne

➢ 350 g Johannisbeeren

➢ 100 g Mandelmehl (teilentölt)

➢ 100 g Erythrit

➢ 6 Eier

➢ 2 Päckchen Sahnesteif

➢ 1 EL Weinstein Backpulver

➢ ¼ TL Bourbon-Vanille (gemahlen)

Zubereitung:

1. Zuerst den Backofen auf 175° C Umluft oder 195 °C Ober-Unterhitze vorheizen.
2. Danach die sechs Eier aufschlagen und zusammen mit dem Erythrit in einer Schüssel schaumig schlagen.
3. Im nächsten Schritt das mit dem Backpulver vermischte Mandelmehl dazugeben und unterrühren, bis sich ein homogener Teig bildet.
4. Den Teig gleichmäßig auf einem mit Backpapier ausgelegten Backblech verstreichen.
5. Als nächstes den Teig 15 Minuten im vorgeheizten Ofen backen, bis er leicht gebräunt ist.
6. Nach Ablauf der Zeit das Backblech aus dem Ofen nehmen und mit einem feuchten Tuch bedecken. Gleich darauf mithilfe eines zweiten Backblechs stürzen.
7. Den gestürzten Biskuit-Boden mit dem Küchentuch einrollen abkühlen lassen.
8. Während der Boden abkühlt, die Johannisbeeren von den Stängeln befreien und waschen.

9. Danach Sahne, Sahnesteif und gemahlene Bourbon-Vanille miteinander vermengen und steif schlagen. Anschließend die Johannisbeeren untermischen.

10. Zum Schluss mithilfe des Tuches den Teig aufrollen, mit der Johannisbeer-Sahne füllen und wieder aufrollen.

Tipp!

Falls Sie es ganz besonders anrichten möchten, dann behalten Sie ein Paar Johannisbeeren zur Dekoration und ein bisschen Erythrit ein. Das Erythrit vermalen Sie zu einem Puder, mit welchem Sie die Biskuit-Rolle bestäuben und die Johannisbeeren legen Sie zur Verzierung darauf.

Apfel-Zimt-Cookies: The special American Way!

Nährwerte pro Portion: 243 kcal, 4 g KH, 9 g EW, 21 g FE

Zutaten für 8 Portionen:

- 100 g Mandelmehl (teilentölt)
- 100 g Butter
- 70 g Erythrit
- 60 g Walnüsse
- 4 Eigelb
- 1 Apfel
- 2 TL Zimt

Zubereitung:

1. Anfangs die Butter bei geringer Hitze in einem Topf zum Schmelzen bringen. Parallel den Backofen auf 150° C vorheizen.
2. Daraufhin die Butter abkühlen lassen. Eier aufschlagen und Eiweiß vom Eigelb trennen. Die Eigelbe werden mit der abgekühlten Butter verrührt. Das Eiweiß wird entsorgt oder für ein anderes Rezept verwendet.
3. Den Apfel schälen, das Kerngehäuse entfernen und in feine Würfel zerteilen.
4. Die Walnüsse klein hacken.
5. Mandelmehl, Erythrit, Zimt, Apfelwürfel und Walnüsse unter die Butter-Ei-Masse heben.
6. Als Vorbereitung zum Backen auf einem Backblech das Backpapier ausbreiten.
7. Aus dem Teig acht Cookies – wahlweise mehr oder weniger, wodurch sich allerdings die Kalorien- und Nährwertangaben pro Portion ändern – auf dem Backpapier formen.
8. Schließlich die Cookies für ca. 12-15 Minuten backen, auskühlen lassen und genießen.

Tipp!

Falls Sie es mögen: Das Eiklar lässt sich im Rahmen dieses Rezepts ebenfalls verwenden, indem es unter den Teig gemischt wird. Dadurch werden die Kekse allerdings flaumiger.

Vollkorn-Vanillekipferl: Damit auch an Weihnachten Erythrit präsent ist!

Nährwerte pro Portion: 95 kcal, 5 g KH, 3 g EW, 7 g FE

Zutaten für 40 Portionen:

> 150 g Vollkornmehl

> 130 g Butter (kalt)

> 100 g Erythrit

> 60 g Mandelmehl

> 3 Eigelb

> 1 ½ EL Bourbon-Vanillepulver

Zubereitung:

1. Im ersten Schritt alle Zutaten verrühren und zügig zu einem glatten Teig verkneten. Dies geht mittels eines Knethakens am besten.
2. Nun aus dem Teig zwei Rollen formen und diese in eine Frischhaltefolie wickeln. Zwei Stunden im Kühlschrank kühlen.
3. Eine Viertelstunde vor Ablauf der Kühlzeit den Backofen auf 180 °C vorheizen.
4. Anschließend die Teigrollen separat aus dem Kühlschrank holen und in zwanzig gleiche Stücke pro Rolle aufteilen.
5. Es ist Schnelligkeit gefragt: Jedes der Stücke schnell zu einer Kugel formen und daraus dann eine ca. 5-6 cm lange, an den Enden spitz zulaufende Rolle formen. Diese direkt auf ein mit Backpapier ausgelegtes Backblech legen und dabei zu einem Kipferl biegen.
6. Abschließend die Vanillekipferl 10 bis 15 Minuten im Backofen backen.

Kalte Speisen: Erfrischung gefällig?

Die kalten Speisen in der kurzen Rezeptsammlung bestechen durch ihre schnelle Zubereitung. Oftmals sind nur wenige Arbeitsschritte erforderlich. Dementsprechend eignen sich die meisten der Speisen für Personen, die

- gerade in Eile sind und sich schnell etwas gönnen möchten.

- ungern viel Zeit in der Küche verbringen.

- berufstätig oder alleinerziehend sind und gern Zeit für „wichtigere" Dinge haben.

Hinzu kommt der durch die Milchprodukte enthaltene hohe Proteingehalt. Dieser versorgt den Körper mit dem wichtigen Baustoff Eiweiß und eignet sich zudem im Rahmen einer Trennkost sehr gut, um sich nach den Regeln von Hay zu ernähren.

Quark mit Kokos: Für alle, die auf Bounty-Riegel nicht verzichten möchten

Nährwerte pro Portion: 320 kcal, 12 g KH, 25 g EW, 18 g FE

Zutaten für 1 Portion:

- 250 g Magerquark
- 10 g Kokosraspel
- 2 EL Erythrit
- 1 EL Backkakao
- 1 EL Kokosöl

Zubereitung:

1. Als erstes das Kokosöl in einer Mikrowelle oder einem Topf erhitzen, bis es geschmolzen ist.
2. Im nächsten Schritt dem Kokosöl einen Teelöffel Erythrit und einen Esslöffel Backkakao beimischen.
3. Separat den Quark zusammen mit der verbliebenen Menge Erythrit und acht Gramm Kokosraspel vermischen.
4. Nun unter die flüssige Masse aus Schritt 2 einige Kokosraspel unterheben und alles gründlich verrühren.
5. Anschließend diese Masse über den Quark gießen.
6. Im letzten Schritt den Bounty-Quark für eine halbe Stunde in den Kühlschrank stellen.

Chia-Schokopudding: Ein Segen an gesunden Fettsäuren!

Nährwerte pro Portion: 221 kcal, 3 g KH, 3 g EW, 21 g FE

Zutaten für 2 Portionen:

➢ 180 g Kokosmilch

➢ 30 g Chiasamen

➢ 20 g Erythrit

➢ 10 g Kakaopulver

Zubereitung:

1. Zuallererst die Chiasamen mixen, sodass aus den Chiasamen ein sehr feines Mehl wird.
2. Dem Chia-Mehl die anderen Zutaten zufügen und nochmals gründlich mixen.
3. Nun den Pudding auf zwei Portionen in Gläser oder kleine Schüsseln verteilen und diese in den Kühlschrank stellen.
4. Je länger der Pudding im Kühlschrank ist, desto fester wird er. Die Konsistenz ist somit selbst zu bestimmen.

Tipp!

Weil Chiasamen sehr fein und klein sind, ist das Mixen in einem herkömmlichen Mixer oder einem ähnlichen Gerät nicht möglich. Um ein Mehl mit der anvisierten Feinheit zu erlangen, empfiehlt sich der Einsatz einer Kaffeemühle oder eines anderen manuellen Mahlgeräts.

Avocado-Creme mit Himbeeren: Die Königsfrucht im Einsatz

Nährwerte pro Portion: 201 kcal, 1 g KH, 3 g EW, 20 g FE

Zutaten für 8 Portionen:

➢ 400 g Avocado

➢ 150 g Sahne

➢ 100 g Mascarpone

➢ 50 g Erythrit

➢ 30 g Himbeeren

➢ 1 Zitrone

Zubereitung:

1. Zuerst die Avocados präparieren: Hierbei die Avocado halbieren, den Kern entfernen und das Fruchtfleisch aus der Schale lösen. Dieses mit dem Saft und Abrieb der Zitrone fein pürieren.
2. Nun die Avocadocreme in eine Schüssel umfüllen.
3. In einer zweiten Schüssel Erythrit und Mascarpone miteinander verrühren. Diese Masse unter die Avocadocreme heben.
4. Im Anschluss die Sahne steifschlagen und ebenfalls unterheben.
5. Zuletzt die Avocadocreme im Kühlschrank durchziehen lassen. Sie lässt sich auf zehn Portionen aufteilen, wobei jede Portion mit ein paar Himbeerstücken dekoriert wird.

Kiwi-Orangen-Creme: Garniert mit Walnüssen

Nährwerte pro Portion: 371 kcal, 2 g KH, 14 g EW, 33 g FE

Zutaten für 5 Portionen:

➣ 250 g Quark (40 % Fett i. Tr.)

➣ 150 g Sahne

➣ 50 ml Orangensaft

➣ 30 g Mandeln (gemahlen)

➣ 25 g Erythrit

➣ 20 g Walnüsse

➣ 4 Kiwis

➣ 1 EL Zitronensaft

➣ 1 TL Vanillezucker

Zubereitung:

1. Vorbereitung der Kiwis: Diese zunächst schälen und in grobe Würfel teilen. Anschließend den Großteil der Würfel (ausreichend Würfel zur Dekoration von fünf Portionen zurücklegen) in kochendem Wasser drei Minuten lang blanchieren und kalt abschrecken.

2. Als nächstes die Sahne zusammen mit dem Vanillezucker in einer Schüssel steif schlagen.

3. Nun den Quark mit dem Orangen- und Zitronensaft sowie dem Erythrit in einer anderen Schüssel glattrühren. Hier die Sahne aus dem letzten Schritt unterrühren.

4. Jetzt die Masse in zwei Hälften aufteilen und der einen Hälfte die gemahlenen Mandeln beimischen.

5. In der Folge die Dessertgläser mit fünf Portionen wie folgt auffüllen: Die Kiwi-Würfel auf dem Grund, dann die Mandelmasse aus dem vierten Schritt, erneut eine Schicht Kiwi-Würfel und schließlich die reine Quarkmasse.

6. Zum Schluss jede der fünf Portionen mit den zurückgelegten und ungekochten Kiwi-Würfeln sowie Walnüssen garnieren.

Nuss-Nougat-Shake: Nutella war gestern!

Nährwerte pro Portion: 257 kcal, 8 g KH, 4 g EW, 22 g FE

Zutaten für 2 Portionen:

➢ 280 ml Wasser

➢ 120 ml Sahne

➢ 30 g Haselnuss-Mus

➢ 10 g Erythrit

➢ 2 TL Kakaopulver

Zubereitung:

1. Als erstes das Wasser mit den 2 Teelöffeln Kakaopulver, 20 Gramm Haselnuss-Mus und den 10 Gramm Erythrit in einem Mixer für eine Minute gründlich durchmixen.
2. Im nächsten Schritt die Sahne in einer Schüssel aufschlagen, bis sie dickflüssig und schaumig ist.
3. Nun zwei Drittel der Sahne mit der Masse aus dem ersten Schritt verrühren und in Gläser füllen.
4. Zuletzt den Shake in den Gläsern mit dem letzten Drittel schaumiger Sahne toppen und mit 10 Gramm Haselnuss-Mus dekorieren.

Schlusswort

Es ist regelrecht faszinierend, was ein einziges Element in unserer Ernährung bewirken kann. Dabei verdankt Erythrit seine Wirkung in allererster Linie nicht den eigenen Qualitäten. Vielmehr ist es deswegen so wirkungsvoll, weil mit seiner Einnahme der Verzicht auf Zucker einhergeht – oder einhergehen kann. Hier entscheiden Sie, ob Sie dem Zucker oder dem Erythrit den Vorzug geben.

Zucker: Der Nährstoff, der bei übermäßigem Konsum zahlreiche gesundheitliche Schäden und sogar ernste Krankheiten hervorrufen kann. Zwar gibt es viele Einzelfälle, bei denen sich zeigt, dass selbst bei hohem Zuckerkonsum ein von Krankheiten und Übergewicht freies Leben möglich ist. Doch sich auf Ausnahmen zu verlassen, ist leichtsinnig. Wie Sie im Anfangskapitel gelernt haben, ist Zucker eine potenzielle Gefahr, die es ernst zu nehmen gilt. Dies muss keinen kompletten Verzicht auf Zucker bedeuten, auch wenn es oftmals im Sinne der Gesundheit das Beste wäre. Aber zumindest ein reduzierter Zuckerkonsum sollte in Erwägung gezogen werden. Hier hilft Erythrit. Wenn Sie sich darauf einlassen, Zucker schrittweise komplett durch Erythrit zu ersetzen, stehen Ihnen alle Türen offen:

- ▶ Besserer Gesundheitszustand
- ▶ Größeres Wohlempfinden
- ▶ Beachtliche Gewichtsreduktion
- ▶ Ansprechendes Äußeres

Reduzieren Sie schließlich die Dosis an Erythrit in regelmäßigen Zeitabständen, dann besteht sogar die Aussicht, dass Sie nach und nach überhaupt kein Bedürfnis mehr nach Süßem haben werden. Denn die Macht der Gewohnheit spielt auch bei der Ernährung eine große Rolle. Durch die schrittweise Entwöhnung von Süßem warten vielfältige Vorteile auf Sie.

Aber auch wenn es mit der Entwöhnung nicht gleich klappt: Durch Erythrit haben Sie die Chance, den Konsum von Süßem unschädlich zu machen. So leben Sie ein Leben ohne Entbehrungen. Vielleicht müssen Sie sich hin und wieder im gesellschaftlichen Rahmen erklären, wieso Sie den Zucker aus Ihrer Ernährung weitestgehend eliminiert haben, doch mehr Herausforderungen kommen auf lange Sicht nicht auf Sie zu. Außerdem profitieren Sie nach der gelungenen Erythrit-Diät davon, dass Sie im Hinblick auf die Ernährung ein wesentlich lockereres Leben führen können. Wenn Sie doch einmal aus bestimmten Gründen eine Ausnahme machen und sich etwas stark Zuckerhaltiges gönnen, dann müssen Sie nicht mehr schuldbewusst in den Spiegel schauen. Vielmehr können Sie darauf vertrauen, dass Sie danach Ihr Essverhalten zügeln, weiter mit Erythrit süßen und die Ausnahme ohne Konsequenzen bleibt.

Klingen diese Aussichten nicht verlockend?

Definitiv! Und Sie haben an dieser Stelle das Glück, alles Notwendige für das Beschreiten der Zuckerentwöhnung mit Erythrit erhalten zu haben: Pläne, einige Geheimtipps und zusätzlich noch zehn Rezepte als Anreiz. Zudem wartet auf Sie kostenloses Bonusmaterial mit noch mehr Aufklärung bezüglich der Zuckerfallen, damit wirklich alles glatt läuft. Es sei zudem an dieser Stelle das zusätzliche Erythrit-Kochbuch erwähnt, welches Ihnen noch mehr Anregungen gibt! Damit liegt es nun in Ihrer Hand! Legen Sie gemächlich, aber mit einem klugen und schrittweise durchgeplanten Weg los und verwirklichen Sie Ihre persönlichen Träume. Mögen Sie dabei größten Erfolg und Spaß haben!

Gratis-Bonusheft

Vielen Dank noch einmal für den Erwerb dieses Buches. Als zusätzliches Dankeschön erhalten Sie von mir ein E-Book, als Bonus und völlig gratis.

Dieses beinhaltet – wie auch schon in diesem Buch angekündigt – eine noch umfassendere Behandlung der vielen Zuckerfallen, die uns in unserer täglichen Ernährung begegnen und deren wir uns oft gar nicht bewusst sind. Das Bonusheft zeigt diese nicht nur auf, sondern liefert auch geeignete und attraktive Alternativen.

Sie können das Bonusheft folgendermaßen erhalten:

Um die geheime Download-Seite aufzurufen, öffnen Sie ein Browserfenster auf Ihrem Computer oder Smartphone und geben Sie Folgendes ein: zucker.tanjaludwig.com

Sie werden dann automatisch auf die Download-Seite geleitet.

Bitte beachten Sie, dass dieses Bonusheft nur für eine begrenzte Zeit zum Download verfügbar ist.

Quellen

Sie können alle hier genannten Quellen auch auf meiner Internetseite finden, sodass Sie nicht den kompletten Link eingeben müssen: www.tanjaludwig.com/quellen.

Literaturquellen:

Belitz, H.-D.; Grosch, W.; Schieberle, P.: *Lehrbuch der Lebensmittelchemie.* Heidelberg: Springer, 2008, 6. Auflage.

Lindner, B.-N.: *Xylit – der ideale Zucker.* Kirchzarten bei Freiburg: VAK Verlags GmbH. 2013.

Müller, S.-D.: *Mythos Süßstoff – Die ganze Wahrheit über künstlichen und natürlichen Zuckerersatz.* Wien: Kneipp-Verlag GmbH und Co KG. 2010, 1. Auflage.

Online-Quellen:

https://www.pharmazeutische-zeitung.de/ausgabe-412017/wie-fructose-den-stoffwechsel-stoert/

https://www.diabetes-deutschland.de/archiv/archiv_2394.htm

https://www.welt.de/gesundheit/article148017029/Warum-zu-viel-Zucker-uns-dumm-macht.html

https://swrmediathek.de/player.htm?show=c409aac2-1e22-11e9-9a07-005056a12b4c

https://www.zuckerkrank.de/diabetes-typ-2/diabetes-typen

https://lchf-deutschland.de/zuckersucht-existiert-sie-wirklich/#_ftn1

https://www.jumpradio.de/thema/welche-auswirkungen-hat-zucker-auf-den-koerper-100.html

https://www.aerztezeitung.de/medizin/krankheiten/diabetes/article/973873/zucker-reduktion-so-will-deutschland-dickmacher-bezwingen.html

https://www.mdr.de/nachrichten/politik/ausland/zucker-steuer-getraenke-grossbritannien-100.html

https://www.foodwatch.org/fileadmin/Themen/Ampelkennzeichnung/Bilder/Danone_Der_Nutri_Score.pdf

https://www.vzhh.de/themen/lebensmittel-ernaehrung/ampelkennzeichnung-jetzt

https://de.wikipedia.org/wiki/Zucker

https://www.dge.de/wissenschaft/weitere-publikationen/fachinformationen/suessstoffe-in-der-ernaehrung/

https://www.vis.bayern.de/ernaehrung/lebensmittel/gruppen/zucker.htm

https://www.medizin-transparent.at/aspartam-suesses-gift-oder-harmlos

https://stevia.uni-hohenheim.de/herstellung

http://edoc.sub.uni-hamburg.de/haw/volltexte/2016/3227/pdf/Kristina_Roos_BA.pdf

https://www.pharmawiki.ch/wiki/index.php?wiki=Lactitol

https://www.thieme-connect.com/products/ejournals/html/10.1055/a-0660-5753

http://edoc.sub.uni-hamburg.de/haw/volltexte/2016/3227/pdf/Kristina_Roos_BA.pdf

https://books.google.de/books?id=Po1wAgAAQBAJ&pg=PA474&dq=erythrit+antioxidans&hl=de&sa=X&ved=0ahUKEwiksOCrl6jkAhWHsKQKHYLkDzQQ6AEIQjAD#v=onepage&q=erythrit%20antioxidans&f=false

https://ptaforum.pharmazeutische-zeitung.de/ausgabe-232018/suessen-mit-stevia-und-erythrit/

https://eatsmarter.de/ernaehrung/lebensmittelzusatzstoffe/fuellstoffe

https://staupitopia-zuckerfrei.de/erythrit/

https://www.gesundenatur.info/erythrit-kaufen.html

https://www.gastivo.de/inspiration/erythrit-und-xylit-wird-so-2018-der-drink-gesuesst

https://www.salala.de/bbq-barbecue-sauce-low-carb/

https://www.kochtrotz.de/rezepte/low-carb-sweet-chilisauce-thermomix-rezept/

https://www.safs-beta.de/infos/ernaehrungs-lexikon/begriff/energiebedarf.html

https://www.dge.de/ernaehrungspraxis/diaeten-fasten/paleo/

http://www.kleine-steinzeit.de/de/blogs/paleo-blog/xucker-light-erythrit-als-echter-paleo-zuckerersat/

https://www.stern.de/gesundheit/ernaehrung/diaet/diaeten-im-check--so-funktioniert-weight-watchers-3532574.html

www.ingramcontent.com/pod-product-compliance
Lightning Source LLC
Chambersburg PA
CBHW080558030426
42336CB00019B/3239